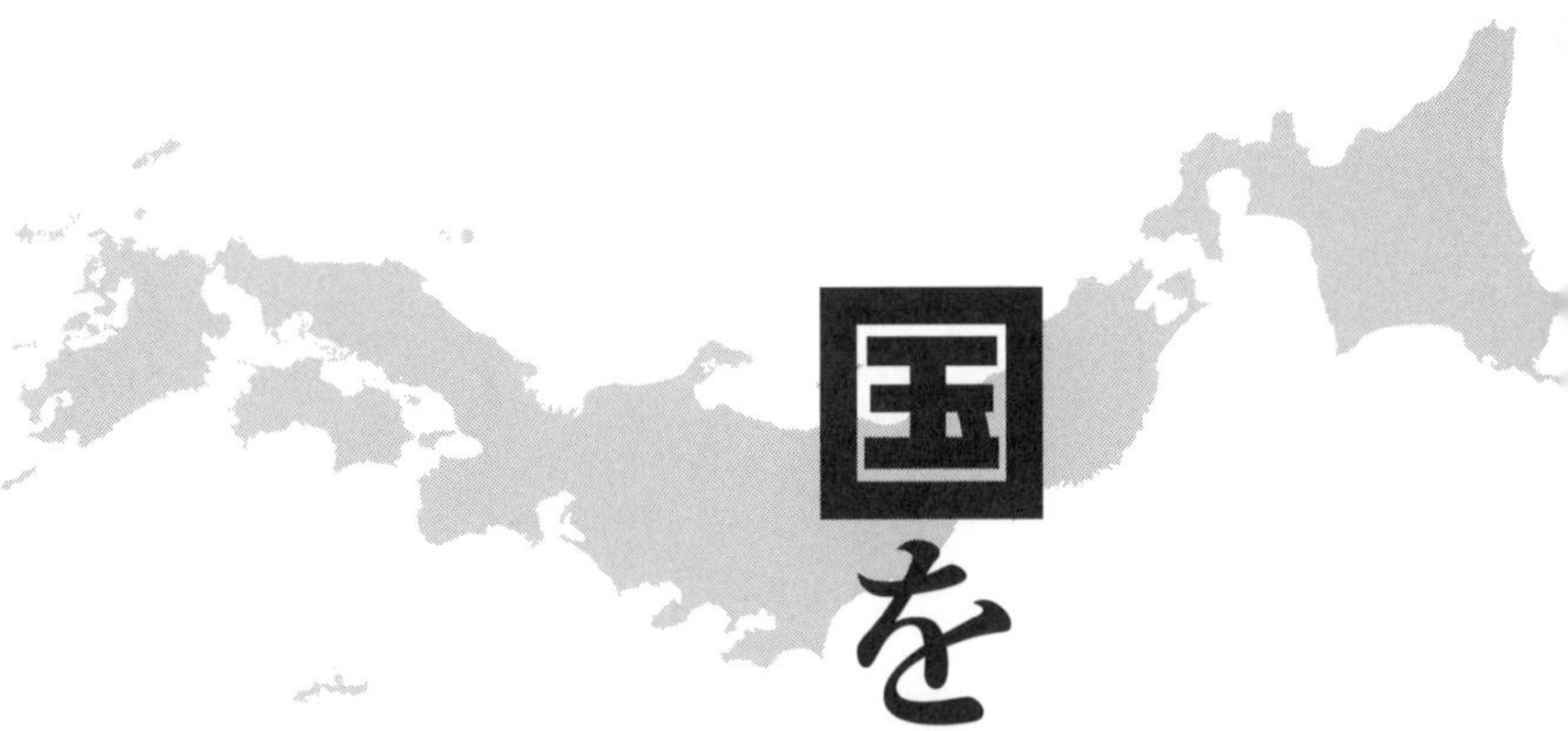

国を癒《いや》す医師

吉野敏明

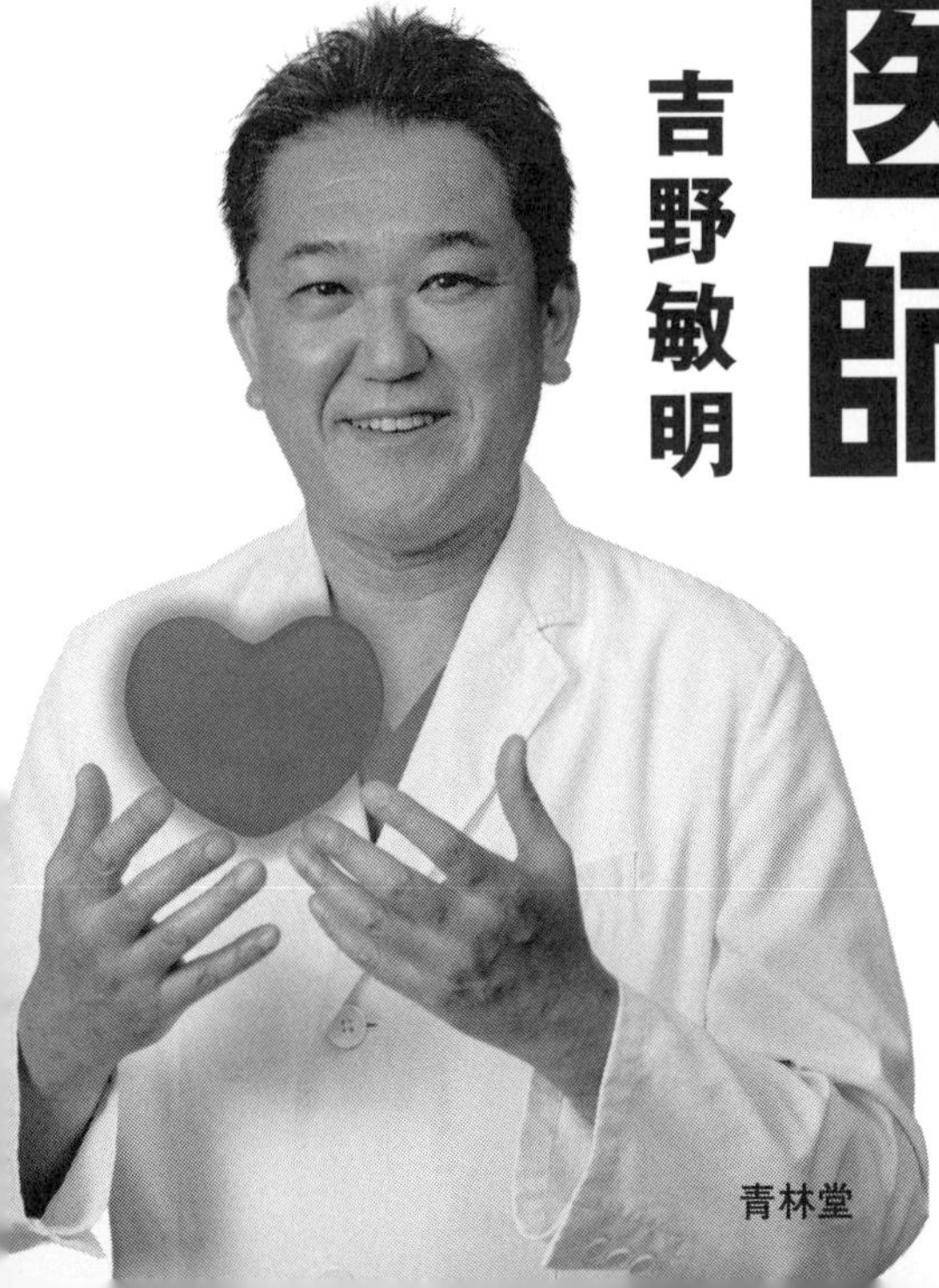

青林堂

国を癒す医師　〜まえがきに代えて〜

私は歯科医師ですが、十一代にもおよぶ鍼灸《しんきゅう》漢方医の家系にあるため、中医学の知識も身につけています。その中医学の古典である『黄帝内経《こうていだいけい》』には、「上医、中医、下医」という概念が示されています。

上・中・下と並ぶ三つの言葉から、医師の腕のランク付けのように見えるかもしれません。確かにそうした意味合いもあるのですが、そこにはもっと深い意味が隠れています。

もう少し噛《か》み砕いた表現では「上医医国、中医医民、下医医病」と書き表します。日本語に訳すと「上医は国を医《いや》し、中医は民を医し、下医は病を医す」という意味です。国をいやす、民をいやすとは、どういうことでしょうか？　この言葉をもう少し、解きほぐしてみましょう。

まず上・中・下の下からいきましょう。「病を医す」というのは、文字通りケガや病気を治す、ということです。外傷を修復し、臓器を整え、体調を健康な状態に戻す。歯科医であれば、虫歯を削り取って詰め物をする。眼科医であれば、近眼や老眼に合った眼鏡を作る。外科医だったら、胃や腸にできたガン細胞を手術で取り除く、ということでしょうか。異状に手を加えてもとの状態に戻す、あるいは機能を回復できるような対策を施す、ということです。まさに「病を医す」、病的な状態を改善するということです。

中医の「民を医す」、これは「人を治す」と言い換えることができます。つまり異状をただ改善するだけでなく、その人の環境や状況までも含めて解決策を提案する、ということです。

たとえば先ほどの例でいえば、近眼と老眼で視界がおぼつかない、という人に眼鏡を作った。ところがこの人がタクシーの運転手さんで、眼鏡だけではどうも視力が万全にならない。手元は見にくいし、遠くがぼやけて見える。しかも白内障も表れてきて、視野全体に霞がかかってきた。日常生活にはさして不便はないかもしれませんが、運転手という職業柄、そうはいきません。だったら眼鏡ではなく、眼内レンズを使ったらどうか。遠距離・近距離ともに、常にクリアな視界をキープできますし、かすれや曇りもありません。こうなれば仕事に支障は出ませんから、今まで以上に車を走らせ、売上を高めることができます。これは医療によって症状を改善するだけでなく、それによって人の人生にプラスをもたらしたことにほかならず、まさに「人を医す」ことにあたります。

これらの例は医療として正しく、痛みや苦しみ、困難から、人を解放する行為です。ですがいずれも対症療法であることに変わりはありません。欲を言うなら、そうした状況に陥らないようにすることが最善であるはずです。

たとえば慢性的な肩こりを診て、そこから心筋梗塞の前兆を探り取る。そして万一の事態を避けるため、患者さんに状況を説明して理解してもらい、食事や生活習慣の指導を行う。つまり未病の段階で病気を避ける。これが上医です。

この考え方は、医療の範疇《はんちゅう》にとどまるものではなく、あらゆる分野に応用できるものです。表層的な現象に対処するだけなのか、その背景まで考えあわせて手を打つのか。さらに奥深くまで思考を巡らせ、そもそも好ましくない現象が起こらないよう、本質的な部分に手を入れるのか。すべての職業に通じるものだと私は思っています。

ことに、政治に関わる者にとって、この考え方は大きな意味を持つはずです。

政治とは、日々それぞれに生活を営む人々を相手にするものです。非常に多くの人々がいて、皆それぞれの生活を送っており、望みも悩みも、それぞれに違います。そうした多種多様な人々を相手に、まず困ったことがあれば事情を汲み取り、手助けをする。人それぞれに異なる事情を理解し、自助自立できる仕組みを整える。さらに、人々が平穏に生活でき、生きることに苦しみを感じることなく、それぞれの場所で人生を楽しめる環境を作り上げる。これこそ、政治における「下医、中医、上医」の役割といえます。政治の世界でこそ、上医が求められるのです。

日本には、医師の行動規範となる医師法という法律があります。この法律の最初に掲げられている第一条は、実に示唆に富んでいます。

「医師は、医療および保健指導を掌《つかさど》ることによって公衆衛生の向上および増進に寄与し、もつて国民の健康な生活を確保するものとする。」

傷ついた人々を治療し、癒すだけではなく、人が健やかさを保つことを助け、心身ともに健康な生活を送れるよう、努めること。これが医師の務めなのだと明記したものです。

私は、この条文が大好きです。とても良い文だと思っています。ですが実際には多くの医師が、ケガや病気の治療に忙しく、保健指導が手薄になり、「国民の健康な生活を確保」できているとはいえない状況になっています。このことが、私は気がかりなのです。そして政治においても、同じことが起こっているように思えてならないのです。

私が、ドクターでありながらも政治の世界に足を踏み入れることになった背景には、こうした思いがありました。このことは、読者の皆さんにまずご理解いただきたいところです。その上で、私がこれまでに為してきたこと、いま考えていること、これから為すべきだと思っていることごとについて、本書でお話ししていきたいと思います。

なお、本書はこれまでに講演などで私が語った内容と、参議院議員として活躍されている神谷宗幣氏が主宰するウェブチャンネルCGS内で私が持たせていただいた対談コーナー「よしりんに訊く　上医の心得」からの抜粋をベースに、加筆・再構成したものです。同チャンネルをご覧の方にも、あらためて理解を深めていただければ幸いです。

二〇二四年　八月吉日　吉野敏明

第1章　西と東を結ぶ量子医学

第2章　ガンと日本人の食生活

第3章　よしりんに訊く　上医の心得

第1章

西と東を結ぶ量子医学

西洋医学と東洋医療の根本はひとつ

私は歯科医師であるとともに鍼灸漢方医としての顔も持っています。つまり近代の西洋医学と、伝統的な東洋医学の両方を手がけているわけで、それだけにそれぞれの特性、特徴というものを、よく理解しているつもりです。

西洋医学と東洋医学、これはしばしば相対するものとして語られますし、私も便宜上、そうした言い方をすることがありますが、そもそも医療というのは「人を治し、人を癒す」もの。方法論に違いがあるだけであって、その源はひとつです。決して対立するものではないし、双方を否定しあうものでもない、ということは申し上げておきます。その上で、この二つの医学について、お話ししていきましょう。

もともと医学は、祈祷やまじないといったところから始まりますが、それを実践的かつ経験的なものに洗練させたのが、古代ギリシャのヒポクラテスです。ギリシャは西洋文化の発祥の地であり、アリストテレスやプラトンなど、さまざまな分野に秀でた偉人が多くいますが、彼らの間には現在のような学問の壁というものがありませんでした。ですから一人の人物が哲学書を書いたり、医師として診療にあたったりということが、ごく普通に行われていたのです。

宗教家でありながら物理学者であり、数学者であり……。多くの知識人が、そんな活動をしていたのです。医学の父、医聖とあがめられるヒポクラテスも、そうした人々の一人でした。そして彼がまとめ上げた医学は、治療以前の領域、つまり「健康に暮らすためにはどうすればいいか」という点、生命倫理から始まっていますから、現代の医学のように難しいものではありません。

そもそも、人工物が非常に少ない、自然に近い生活を送っていた当時、病気というものは現代ほど多くはなかったでしょう。人間が人工的なものを使い始め、それが一般的になってしまったことから、さまざまな病気が登場し始めたのです。

もちろん、ケガはあります。これも放置しておけば傷口から雑菌が入って感染症を引き起こしますが、ケガを負った段階で適切に処置すれば、その後の病気を防ぐことができます。その場合も、投薬や手術など、人工的な行為は基本ではありません。自然の力を利用し、任せることが主体で、他の動物と変わらないのです。

たとえば、シマウマがライオンに出くわして、捕まってしまったら、そこで一巻の終わりです。しかしライオンの攻撃をわが身に受けながらも運良く逃げ延びられたら、身体のあちこちに負ったケガを速やかに治さなくてはなりません。そうした場合、シマウマはどうするかというと、まずライオンに狙われる心配のない場所に移動します。どんな動物にもそうした場所があります。その地域の周波数帯が、それぞれの動物に合っているのかもしれません。シマウマはそこで一週間くらい、何もせずに黙って寝ています。

朝早い時間から陽が差して、昼には南中し、日没近くまで太陽光を浴びます。つまり陽に当たって、紫外線消毒をするのです。

陽の光には、赤・橙・黄・緑・青・藍・紫と、あらゆる波長の光が含まれています。そしてそれぞれに、さまざまな特性、身体に作用する働きを持っています。ですから陽の光を浴びることで傷を修復し、ミトコンドリアの活性を高め、細胞のエネルギーの源である、ATP（アデノシン三リン酸）を産生していくわけです。生命力が回復してくると、血管を拡張させ、治癒を促進します。野生動物はみな、こうした日光療法を実践しています。

ところが人間には感情がありますから、傷やケガへのショックや精神的ダメージ、なかなか傷が治らないことへの焦燥感などが出てきます。こうした感情は、もちろん身体にも影響します。これを踏まえて東洋で生まれたのが、陰陽五行説です。

陰陽五行説は、木・火・土・金・水という分類で、感情と身体を診るという手法です。西洋には「フォーエレメント」といって、風と土と水と火という四つの要素で分類する手法がありますが、基本的な考え方は陰陽五行説と同じです。人間が持つ心身のさまざまな要素を、特徴や特性によっていくつかに分類し、それぞれを調整することで、感情と身体をコントロールしていく。そうすることで心身の調子を整え、異状を収束させる、というわけです。

外科的な治療に関しても、西洋にも鍼治療は存在しました。これは、十三世紀初頭にチンギス・ハーンが西洋に侵攻し、持ち込んだものが、そのまま現地に残ったといわれます。実際に現在でも、ロシアや東欧の地域には鍼治療の習慣が残っています。

一方で、ギリシャ発の医学は紀元前から存在していましたが、その後ローマ帝国によって、現在のドイツやフランスあたりにまで達し、おおよそ四世紀から六世紀頃までにはヨーロッパに広まりました。

医学が広い地域に普及していった大きな理由は、戦争です。戦争は文化や習俗だけでなく、同時に医学も広める役割を果たしました。その結果、おおよそ十五世紀の初め頃には、ヨーロッパの主だった国々で、ほぼ同じ医療体系が実践されるようになっていました。

さらに時代が下り、ルネサンスの頃になってくると、武器として火器、銃器が発達しました。こうなると、戦闘でのケガも事情が違ってきます。創傷を縫い合わせてつなげる、というだけでは済みません。爆発に巻き込まれて腕や脚を吹き飛ばされたり、弾丸をまともに受けて出血が止まらなかったり、という事態が増えてきます。

当時、キリスト教圏では人体の解剖が禁止されていました。また東洋医学が主体の地域では鍼治療と漢方治療がありましたから、やはり解剖には縁がありませんでした。ですから当初は創傷部分に焼きごてを当てたり、熱い油を流したりして、止血していたのです。ですがこんなことばかりしていたら、身体へのダメージが大きすぎ、兵士は消耗してしまいます。

大きな出血がある場合は、まず止血です。血管が切断されているなら、血管結紮《けっさつ》といって、血管を縛り上げて出血を止めないといけません。ですがこの処置を行うには、それなりの技術が必要です。その技術を身につけるには、解剖を経験して覚えるしかありません。

宗教上の戒律には触れますが、戦争に勝つためには必要なことですし、兵士の消耗を抑える意味もあります。こうして火器の発展とともに、解剖学が盛んになり、十七世紀から十八世紀頃になると、かなりの発達を見せました。

この頃の医学は西洋医学として日本にも入ってきました、当時は「蘭学」として、オランダ経由のものと見られていたようですが、実際にはドイツ医学であり、解剖学もかなり発展していました。それが杉田玄白《すぎたげんぱく》らの『解体新書』にまとめられたわけです。この頃の医学が、「確立された最初期の西洋医学」と呼んでよいものだったと私はとらえています。

そして十九世紀に入ると、石油の発見とともに化学的手法が普及していき、医学の分野でも「化学的な分析・評価と、エビデンスに基づいた治療」という、現在の西洋医学の基礎となるものが形成されていきました。

東洋医学に身を置く人間から見ても、西洋医学には良いところが多々あります。たとえば症状に対する応急的な処置については、それまでの医学をはるかに超えていると思います。急な頭痛や腹痛には、よく効く薬がありますし、大きな外傷に対しても、解剖学を含めた西洋医学的アプローチであれば、スピーディに処置できます。「今すぐ何とかしなくては」という急を要する場面では、鍼を打ったり漢方薬を飲んだりしても間に合いません。ですから救急の場面では、目の前の危機を解決できる西洋医学の力は、とても大きいといえるでしょう。

ですが西洋医学は時として、おかしな判断と行動に向かいます。

たとえば、塩分の摂りすぎで起こる高血圧を研究していくと、体内で「レニンアンジオテンシン系」と呼ばれるシステムが、血圧の上昇を招いていることが分かりました。これを改善するには、「アンジオテンシンⅡ」の拮抗薬あるいは、その活動を妨げる阻害薬を服用すればいい。そうした結論に至るのですが……。いやちょっと待て、そもそも食事の塩分を減らせばいい話ではないのか？

東洋的な発想ではそうなるのですが、そこが食い違うのが西洋医学なのです。さまざまな化学物質の摂取による心身の異状を、化学物質である医薬品によって治療する、そのアプローチに、私はどうしても違和感を覚えてしまうのです。

私自身、便宜上「西洋医学・東洋医学」という対比のしかたを使います。また先ほどお話しした通り、応急処置や救急処置、またMRIやCTといった各種の機器を用いての検査技術は、西洋医学が非常に優れています。脈診をとるのは私にもできますが、それよりも心電図のほうが早いし、すぐにデータ化でき、グラフや画像として活用できるという利点もあります。これらの点は、現代の西洋医学の非常に優れているところです。

しかし慢性疾患に対しては、西洋医学はほとんど無力なのです。完治させる、という意味においては何もできない、と言っていいでしょう。喘息やリウマチ、認知症、こうした疾患に対する解決策は明確に示すことができません。一生、対症療法を行う。それが西洋医学の限界でもあるのです。

その点をある程度踏まえて考えていくと、西洋医学・東洋医学という分類のしかたそのものが、適切なものではないのかもしれません。

こうしたことを、一般の方々にも知っておいていただきたいと思っています。

波動医療とは何か

「波動医療」について、少しお話ししておきましょう。

波動医療というと、何やら新興宗教のような、怪しげなとらえ方をされることが多いのです。ですからていねいに言葉を選びながらご説明しなくてはいけないのですが、その根本にあるのは量子物理学の中の量子力学です。量子物理学は量子力学のほか、量子電磁気学、量子理論など、量子論に基づく様々な分野を包括します。その量子力学の領域で明らかになった原理法則を医学に応用したものが波動医療、ととらえていただければ良いでしょう。

波動医療の発端は、一九五〇年代の旧ソ連でした。長く続いた東西冷戦が、波動医療誕生のきっかけとなりました。この話をするためには、まず東西両陣営の経済システムに触れておく必要があります。

ご存じのようにアメリカは、自由主義・資本主義社会で、石油の埋蔵量も豊富です。そのため大量生産・大量消費のシステムが、馴染みやすい素地を持っていたのです。大量に作って、大量に使う。日本のように「少ない資源を大切に使う」という発想の真逆です。消費することによって経済が回り、拡大していく仕組みです。それが経済の根本的なスタイルになっています。

もちろん医療も同じです。病気が増え、病人が増えて、それに対する新たな治療法や新薬が創薬され、治療のためにお金が消費されて、医療という業界が回っていく。ですから経済的効果という視点から見れば、病気が根絶されるのは経済の回転が止まることですから、常に病気があり、病人がいたほうが良い、ということになります。複雑化した病気が次々に現れ、そのために高価な薬や治療法、高度な医療機器が開発されて、経済が回る。これが資本主義社会における医療の理想ということになります。

では、社会主義国ではどうでしょうか。

社会主義、さらには共産主義を標榜する国家、たとえば旧ソ連の場合、経済はあらかじめ決められた計画をもとに進められていきます。小麦の収穫量は何万トン、鉄鉱石の採掘量はこれくらい、天然ガスはこれだけ。それをベースにして、食料としてこれくらいを消費します、燃料がこれだけ採れるから車はこれだけ作ります、服はこれくらい作ります。すべてを計画しておいて、国民のほとんどが同じような服を着て、同じような車に乗り、同じような生活をする。社会全体が平等な豊かさを享受することを理想とする世界です。

こういう世界では、経済を含めてたいていのことは政府がコントロールできるのですが、いちばん予測のつかないことが、実は病気なのです。ですから国民の健康状態を常に良好に保っておき、病気にならないようにしておく必要があります。つまり未病の段階で早めに手を打ち、発病・発症を防ぐ。日本でもようやく「未病」という言葉が普及してきて、生活習慣や予防医療が注目されるようになりましたが、旧ソ連は七十年も前から、良くも悪くもそうした概念を持っていたのです。国の経済政策の一環として国民の健康管理計画がしっかりと立てられ、そこに投資も行われます。それによって医療費を抑えられ、生産性を高められれば、浮いた予算を核開発や軍事費に転用できる。旧ソ連は、そうしたやり方をしていました。そこから生まれたのが、波動医療です。

波動とは、文字通り波のように動きながら空間や物質内を伝わっていく振動です。石を水たまりに投げ込むと水面に現れる波紋や、スイッチを入れると部屋中に広がる電灯の光。大きな声が遠くまで届くのも、声帯の振動が空気を震わせ、その振動が声となって広がるためです。何らかのトリガーをきっかけに、水面や空間に振動という変化が起こる。これが波動です。

身体の変化も、波動の変化として観測が可能です。さまざまな病気には特徴的な周波数があるからです。たとえば、胃潰瘍には特徴的な波動というものがあります。ですから定期的に身体をチェックしておき、もしも胃潰瘍の波動が表れたなら、それが大きくならないうちに対処する。そうすれば、症状を悪化させずに済みますし、早期治療が可能です。

また治療に関しても、投薬や外科治療ではなく、波動による治療ができます。病気になって異なる波動の周波数をキャッチしたら、それとまったく逆……逆位相の周波数をぶつけてやれば、もとの波動と相殺されて消滅してしまいます。それによって波動の発生源であった胃潰瘍を治すことができます。こうすれば、国民の健康維持のために投下する予算を抑え、軍事費をはじめとする国家経営のために使うことができる。これが旧ソ連で波動治療が発達した背景です。

旧ソ連はさまざまな病気や症状に対して、波動医療を活用してきました。たとえば血圧を下げる場合、西洋医学ではカルシウム拮抗薬というものを投薬します。これは血管を広げることで血圧を下げる作用を持つ薬ですが、波動医療では極細のファイバーを血管内に挿入して、黄色の可視光線の周波数のヘリウムレーザーを照射します。これは旧ソ連のE.N.MeschalkinとV.S.Sergiewskiらが開発した治療法です。この治療によって血管と血液の流動性が改善され、血流が良くなり、その結果血圧が下がります。このレーザーも、種類によって作用が異なり、たとえば青いレーザーを当てると血管が広がり、オレンジ系のレーザーを使うと血液の粘性が下がる……という具合に、こと細かに研究されていました。

旧ソ連は当時から超大国でしたが、こうした学問の世界でも非常に幅広く、しかも高度な研究開発を行い、実績を残しています。流体力学の分野はとても先進的でしたし、量子力学や最先端の量子物理学も手がけていました。そこから派生してきたのが、波動医療の発想です。

波動医療の核心、エンタングルメントとは

これまで便宜上、波動に関して「周波数」という言葉を使ってきました。しかし物質の振動レベルではなく、量子力学的な電子のスピンという概念にまでおよぶと、これは「エンタングルメント」という現象です。スピンしているペアの電子が、分離できないまま重なり合った状態を指します。

ここから先はかなり専門的な話で、しかも多くの人々が常識的に理解している物理の法則とは異なる内容になるので、詳しくは語りません。ただ、決して超能力や神秘学のたぐいの話ではありません。現在、量子力学の分野で研究が続けられている内容です。

旧ソ連でも、こうした研究が盛んに進められていました。そして電子のスピンの状態によって、物質を生産・再生する作用を持つものと、破壊・崩壊を進める作用を持つものがある、ということが分かってきました。このバランスが崩れる時に病気になる。たとえばそうした現象が胃で起これば、そこに潰瘍ができ、広がっていきます。電子のスピンのバランスがとれていれば健康を維持できますから、この電子のスピンを検出すれば、新陳代謝が良好かどうか、病気の兆候がないかが分かります。これを調べる機械がロシアで開発された量子力学的測定機器の「メタトロン」です。測定してもしもバランスが崩れていたなら、それに拮抗する電子スピンを当てて、相殺してやればいい、というわけです。

発症してから投薬や外科治療を施す対症療法を基本とした、一般的な西洋医学とは、まったく異なるアプローチといえます。

ただ、こういう話をすると必ずと言って良いほど、それを否定する意見が聞こえてきます。「嘘に決まってる」と、頭から否定されることもありますし、「どこにも論文がないじゃないか」と指摘されることもあります。頭から否定されては、どうしようもありませんが、論文については、反論の余地はあります。

現代はさまざまな分野でエビデンスが重視されます。根も葉もないことを言えないのと同じように、どんなに優れた技術やアイデアも、エビデンスがなければ無視されてしまう。まして医療の分野では、ＥＢＭ（エビデンス・ベースド・メディスン）が当たり前ですから、どんな医師や専門家によってどんな研究がなされてきたのか、それがポイントになります。ですから先ほどのメタトロンにしても、関連する論文を検索して見つからないとなると「エビデンスがないからダメ」ということになってしまいます。

今でこそ論文検索ができる環境が整っていますが、そもそもすべての論文が英語で書かれているわけではありません。たとえば一九六〇年代から八〇年代あたりまで、日本の医師や研究者は日本語で論文を書いていましたし、医学系の商業誌に寄稿したものなどもありました。それらの文章がすべて英訳されているわけではありません。

ですから多くの実績を挙げたドクターが、豊富な資料を残していても、エビデンスに値する論文を見つけることができなければ、結果「そんな論文は存在しない」ということになってしまいます。

昔の話をすれば、日本のカルテは昭和の初期はドイツ語で書きましたし、さらに昔になればラテン語を使っていました。一九八〇年代からは英語で書き、今は日本語で書かなければなりません。そのすべてが英語で残っていると考えるほうが、おかしな話です。

当然、ロシア（旧ソ連）の論文はキリル文字（ロシア語）で書かれていますから、英語で論文検索しても、エビデンスはおろか、論文自体が出てこないのです。

「エビデンスがない」という嘘

先般、ロシアから日本に移り住んだ学者の方とのご縁ができました。ロシアでロケット開発に関わっていた方です。ロケットといってもミサイルに転用するための技術です。ご本人には殺人兵器を開発することが耐えがたく、戦争のための道具は作りたくない、と日本に亡命してきたのです。日本は亡命者を受け入れていませんから、難民という扱いになります。日本におけるその手続きは非常にハードルが高いのですが、他の国に行ったのでは、祖国と同様、軍需産業に組み込まれてしまうおそれがあります。そこで「世界でいちばん平和で安全で、軍需産業を持たない国」ということで、日本を選んだそうです。

この方とお話しする中で、ロシアではキリル語で論文を書いていたと聞き、さっそく検索をお願いしてみました。すると次から次へと、多くの論文がヒットしたのです。メタトロンに関しても、その原理や働きに関して、四百近い論文が見つかりました。

つまり「論文がないから嘘だ」ではなく「論文がないということが嘘だ」ということになります。論文はあるのです。でも、英語ではないのです。

「エビデンスがない」などという言葉のまやかしに踊らされないよう、用心してください。

メンタルまであぶり出す、波動医療

量子力学の世界は、本当に奇妙です。「光は粒子であり波である」とか「箱の中の猫は生きていて死んでいる」とか、まるで禅問答のような、すぐには理解できない考察を追究していきます。ですがこれは数学の世界ですから、明確な解答というものがあります。統計的・経験的に答を導くものではありませんし、もちろん個人の感覚でもありません。1＋2＋3は常に6ですし、その経過も含めて、誰が計算しても同じ答にたどり着きます。再現性が高く、恣意的な調節ができません。つまり嘘をつけないのです。この性質をそのまま医療に持ち込んだのが、波動医療です。

また波動医療では、症状の早期発見だけでなく、その症状を生み出す背景となっている、メンタルの状態まであぶり出すことができます。これはメタトロンのとても優れた特徴のひとつで、この機能を食事療法に応用することも可能です。

たとえば私のクリニックに通っている患者さんの例では、うつ傾向を持つ人は悲しみや絶望、喪失感を表す周波数が測定されます。では、この周波数を作り出しているものは何か。さまざまな食材や料理などに当てはめて調べてみると、糖度の高い食品が、悲しみの周波数を増長させることが分かります。なので、その患者さんに「これから一ヶ月、お菓子やアイスクリームなど、甘味の食品を一切食べないように」と指導すると、やがて陰鬱な周波数が収まり、代わりに親切や気遣いという波動が表れてきます。

ここまでの治療には、薬は一切登場しません。その人の周波数をメタトロンで検知して、それを踏まえて食べるものを換えただけです。抗うつ薬も認知行動療法も使わずに、精神状態の根本的な改善ができるのです。

症状に対して投薬などの治療を行う、一般的な西洋医学に対して、波動医療では症状の背後にあるものまで踏まえた治療を行います。化学薬品を極力使わず、食べ物を換えるだけですから、さしてお金もかかりません。根本的な原因にたどり着き、それを改善することができたら、もう再び同じ原因で苦しむことはありません。

ここが一般的な西洋医学と波動医療の決定的な違いであり、波動医療が持つ大きなアドバンテージでもあるのです。

古くて新しい、波動医療・量子医学

旧ソ連は、アメリカと並び立つ超大国であり、軍事はもちろん、科学技術に関しても、きわめて高度なものがありました。ここでお話しした波動医療は、その中から生まれた実にユニークなものだと私は思っています。しかしその衰退は、おそらくブレジネフ書記長の時代から始まっていたのではないでしょうか。ブレジネフ亡き後、アンドロポフが政権を握ったものの、わずか一年少々でアンドロポフが死去。その後を受けたチェルネンコも、就任時から体調に不安があり、書記長就任からわずか一年で亡くなっています。

こうした不安定な状況の中で、各分野の研究開発環境が劣化していったことは、容易に想像できます。ことに最先端の量子力学分野の科学者たちは自国を見限り、より環境の整った海外へと脱出していきました。イギリスやフランスを目指した人もいたと思いますが、多くは東ドイツ経由で西ドイツに向かったようです。

その後ベルリンの壁が崩壊し、東西冷戦の終結宣言、旧ソ連の解体を経て、旧ソ連で育てられたさまざまな量子力学的科学技術が、旧西側諸国で、いろいろな形で医学的成果を上げるようになります。もちろんオリジナルの技術は現在のロシアにも残っていますが、ドイツでは商品化され、検査・治療機器として使われているものが多くあります。これら旧ソ連の波動検査機器として生まれたもののひとつが、メタトロンです。他にも治療用の機器は数多くあるのですが、それは別の機会にお話しすることにしましょう。

ただ、これら波動医療に関する治療、あるいは治療機器の話となると、どうも一般の理解がまだまだ乏しいと感じます。周波数で病気が治る、ヒーリング音楽で治る……など、何やら奇跡かマジックのようなとらえ方をされることが多いと感じています。

これは波動医療、量子医学のほんの一断面であって、どんな病気でもそれだけで治るというものではありません。手順を踏んできちんと診断して、原因を除去し、その上で適切な処置を施すというのは、どんな医療行為にも共通するものです。ここのところを、もっと正しく伝える努力をしなくてはいけないと思っています。

波動医療、量子医学は、現在の西洋医学と違って、化学薬品をほとんど使いません。物理学的治療です。患者さんの状態を波動の周波数で読み取り、良くない部分があれば改善していく。ここでお話ししたやり方は、食べ物を換えることで周波数を調整する、という手法です。これは古くから伝わる東洋医学の考え方と似ています。

たとえば、東洋医学の中の鍼治療は、血管や神経、リンパ管をどうこうするわけではありません。ただ「経絡」や「経穴」と呼ばれる、固有の周波数を持った波動が流れているポイントを、鍼で刺激するだけです。これにより、身体の波動を調整し、健康な状態に近づけよう、とするものです。

どんな場合にどこに鍼を打つかは、それこそ膨大な組み合わせが考えられるのですが、中には「万能のツボ」というものもあります。代表的なのは「合谷《ごうこく》」でしょう。これは左右の手の甲側、親指と人差し指の付け根部分にあるツボなのですが、ここを刺激するとリンパ系が活性化し、免疫力が高まります。それが身体の不調を自ら調整するように働いて、肩こりや眼精疲労、頭痛や便秘などの改善効果が表れるのです。

鍼灸治療の歴史は約二千年以上にもおよぶとされますが、身体の状態に合わせた刺激を与え、それによって体調を調整し、症状を鎮めるという方法は、まさに波動医療、量子医学の体系そのものです。

量子力学が大きく発展し始めたのは二十一世紀に入ってからですから、物理学の中でも最新の分野です。ですがそれを医療に応用した鍼治療は、はるか昔に、すでに存在していたのです。

とてつもなく古く、そして新しい医療。それが波動医療、量子医学なのです。

第2章

ガンと日本人の食生活

経済効果を優先すると、本質を見誤る

医療と健康を語る時、決して切り離せないのが私たちの生活習慣、中でも食習慣です。口に入れるものは生きるためのエネルギーの源です。必要なものを必要なだけ、しっかり摂ることが大事です。その一方で、一見おいしそうだったり体に良いといわれているものでも、食品の中には体に良くないもの、過剰摂取すると弊害があるものも数多くあります。

また、食品の形態についても、考える必要があります。同じ糖分を摂るにしても、炊いたご飯を食べて摂るのか、ブドウ糖の粉末を摂るのか、あるいはエナジードリンクのような炭酸飲料で摂るのか。それによって身体の中での反応が違ってきます。さらにその食品は、どのように加工され、作られたものか。どんな添加物が使われているのか。

さらに大きな話をすれば、体調を崩した時に私たちが頼る医薬品や、健康維持のために利用するサプリなどを開発・製造する製薬会社は、果たしてどこまで信頼できるのか。そうしたところまで、話は広がっていきます。

百年、二百年前の私たちは、今以上に病気の脅威にさらされていました。医学の発展によって多くの病気が解明され、克服され、その結果、平均寿命は飛躍的な伸びを見せました。その反面、身のまわりの至るところに化学物質があふれ、食品にまで用いられるようになりました。もちろん安全性は確保されていますが、その保証は絶対ではありません。少なくとも、有機農法が当たり前だった昔の野菜と、スーパーの陳列棚に行儀良く並んだ現在の野菜は、同じものではないのです。

これは今までの私たちが、生産性や効率性、突き詰めれば「経済的効果」を第一にし、健康という個人視点での「本質的に大切なもの」を軽視する傾向を推し進めてきた結果ともいえます。このことを、私たち一人ひとりが正しく理解しておくことが必要です。

日本の製薬ビジネスのバックボーンとは

日本で名の知れた製薬会社の売上ランキングを見ると、武田薬品工業がトップです。二〇二一年度の決算では三兆五千六百九十億円と、二位の大塚ＨＤの二倍以上を売り上げています。

この巨大製薬会社の資本背景はというと、ほとんどが金融機関と海外資本です。まず三菱ＵＦＪ信託や日本生命が株主に連なる日本マスタートラスト信託銀行。三井住友、みずほ、りそな、第一生命などが株主となっている、日本カストディ銀行。ここまでで、日本の主だった金融機関がズラリと顔を並べています。さらにバンク・オブ・ニューヨーク、ＪＰモルガン・チェース銀行、世界最大級の資産運用機関といわれるステート・ストリート、中国政府系の投資ファンドであるＳＳＢＴＣクライアント・オムニバスと、海外の金融機関・投資機関がついています。

彼らは投資によっていかに利益を得るかが最重要課題ですから、利益最優先で事業を組み立てます。大学を独立採算法人化し、利益を上げられる企業にしておいて、そこに一枚噛む、というシナリオを、当然のように描いていたはずです。今回のコロナ騒動においても、早期にワクチンを大量生産し、それを売りさばくために、さまざまな手法を使ってコロナウイルスの危険性やワクチンの有効性、マスク必須のムードを作り上げていった……と考えたくなるのも、無理はないでしょう。もしそれが事実だとしたら、とんでもない茶番というものです。

生活の変化がガンを増やしてきた

時代とともに医療が発達し、さまざまな病気が克服されてきました。結核はまだ根絶されていませんが、かなり減ってきましたし、逆に老衰は近年になって増えています。病気にかかるのではなく、加齢による衰えによって亡くなるというのは、自然なことですし、良い兆候といえるかもしれません。一方で、ガンで亡くなる人は年々増え続けています。先進国の中で唯一、ガンが増え続けているのが日本です。ことに口腔ガンがとても増えていると感じています。実際に私のクリニックには「先生、舌ガンではないでしょうか?」と飛び込んでこられる患者さんが増えています。

たとえば一九四七年、この頃の日本の総人口は九千万人ちょっとでした。その後は人口が増え続け、私が生まれた一九六七年頃に人口が一億人を突破しています。当時、ガンによる死亡者はおおよそ百万人くらいでした。それからおおよそ六十年、その間にガンによる死亡者数は三・八倍、四倍近く増えています。その総数は二〇二一年の一年間で、約三十八万人。一時間あたり四十人以上が亡くなっている計算です。総人口は二割も増えていないのに、ガンによる死亡者が突出して増えている。なぜでしょうか？

政府の公式見解といえる厚生労働省の発表では、その要因は酒とタバコ、感染症によるものとされています。またガンを助長する要素として、運動不足や野菜・果物の摂取不足が挙げられています。

また、ガンは高齢になるほど発生リスクが高まりますから、超高齢化が進行している近年の日本で、ガンの死亡者が増えているのは当然だという見方もあります。そうした年齢分布の偏りを補正すれば、治療技術の進歩もあって、ガンによる死亡率は低下している、という意見もあります。

これらの指摘には確かに一理あるのですが、そのまま鵜呑みにはできません。そこには、この五十年、六十年の間に起こった、私たちの食生活の変化が大きく影響しているはずだからです。

この数十年の間に、食品の加工技術は大きく進歩しました。簡単に調理でき、長期保存ができる食品が、次々と生み出されました。インスタントラーメンが一般化し、次にはより手軽なカップ麺が登場しました。多種多様な冷凍食品、レトルト食品が、便利さを売り物にして次々に発売されました。

ですがこれらの食品には、その便利さや手軽さを実現するため、多くの添加物が使われています。大多数の消費者はそのことを知らされず、便利さを手にする代わりに失ったものに気づかないままでいました。

これらの便利な食品を、手軽に購入できるコンビニやファストフード店という存在が、特に若者を中心に支持され利用されるようになったというのも、大きな変化です。この変化によってより多くの日本人が体内に化学物質を取り込み、そのために長い時間をかけて、ガンをはじめとするさまざまな疾病のリスクを高めていったと考えるのは、きわめて自然なことだと思うのです。これらの変化は七〇年代以降に起こったものですが、潰瘍性大腸炎やパーキンソン病の発生数の推移を重ね合わせてみると、一九七〇年から現在までで、約七十倍にも増えているのです。身体にとって毒になりかねない化学物質を、長期間にわたって摂取し続けた結果だと考えることは、きわめて妥当なことでしょう。であれば、そこに改善の手を加えれば良いのです。

これだけガンが増えてくると、おそらくガン保険、疾病保険は引く手あまたでしょう。しかし保険は「もしもの備え」にはなりますが、ガンを防ぐことも治すこともできません。保険屋さんには申し訳ありませんが、ガン保険に入るお金があるのなら、そのお金を「ガンにならない方策」に使ったほうが良いと思います。

身体の反応は地域や個人によっても違う

私たち人間の身体の構造は、基本的にみな同じです。しかし細かなところになると、個人によって、さらに民族によって、それぞれに違いがあります。そのため食べるものについても、いちがいに「小麦のグルテンが悪い」とか「油がいけない」などと、断言はできません。食品添加物は確かによろしくないとは思いますが、同じ量を同じ期間、摂取したとしても、病気になる人もならない人もいます。

これは「ワクチンを打ったから、もうコロナの心配はない」という理屈と同じです。免疫力は人それぞれに違いますから、発症するかどうか、重症化するかどうかも人によって違います。

民族的な違いもあります。日本人は小麦に弱く、アレルギー反応を起こしやすいといわれます。欧米人は重金属に弱いため、刺身や寿司といった生魚を食べ続けると、神経障害や味覚障害を起こす危険が高まります。

少々極端な例を挙げると、エスキモーの人々です。彼らは狩猟生活が基本ですので、アザラシやクジラ、魚、トナカイを獲って、生肉を食べます。なにしろ氷の上で暮らしていますから、火は使えません。大人は獣の内臓を生で食べ、子どもたちはおやつ代わりに脂肪の塊を食べるのです。私たち日本人が彼らと同じことをしたら、寄生虫による病気や胃腸炎、A型肝炎や赤痢などの微生物感染症、あるいは高脂質食による高脂血症を発症することは、まず間違いありません。

ところが彼らはその食生活で、いたって健康的に過ごしています。むしろ交易によって小麦粉や砂糖が手に入り、口にするようになってから、肥満や糖尿病が急増したという話もあります。つまりは、その土地に住む人に合った食事がある、ということなのです。

また東南アジアの人々は、抗マラリア遺伝子というものを持っていると見られています。マラリアは命に関わる恐ろしい病気ですが、マラリア原虫に寄生された蚊が人を刺すことで感染します。ところが、この抗マラリア遺伝子を持つ人は、感染しても発症しません。

逆にこの遺伝子を持たない人が発症し、亡くなっていくということを何世代にもわたって繰り返した結果、この遺伝子を持つ人ばかりが生き残っていった、ということもできます。

東南アジアといえば、大東亜戦争で南方戦線に出征した多くの日本軍人が、この地域で命を落としています。ですがおおよそ二百二十万人といわれる戦死者の半分以上が、戦闘ではなくマラリアや赤痢などの疫病で亡くなっているのです。これも、私たち日本人に現地の環境に適応できる素地がなかったから、ということになります。

日本人が小麦に弱く、欧米人は強いというのも、抗マラリア遺伝子と似た仕組みでしょう。西洋の古代文明の遺跡からはパンを焼いた形跡が見つかっていますから、小麦を摂取してアレルギーを発症した人々が命を落としていき、耐性のある人々が残っていったとすれば、こうした現象は説明できます。

治療の前に、菓子をやめよ

東洋医学では『八綱弁証《はっこうべんしょう》』といい、体力の強弱や体温の高低などによって、人の体質を八種類に分類します。そして疾病のトリガーとなるもの……身体によろしくない食事や生活習慣などですが、こうしたトリガーに対して「どこに、どのような異常が起こるか」を記録し、蓄積してきました。ここには数千年の歴史から生まれた経験則がありますから、治療の際にも、まず本人の体質を診て、表れている症状を診れば、何が原因なのか、どうすれば良いのかを絞り込んでいけます。

ただ、体質が異なれば、同じトリガーに対しても違った反応が表れますし、別の疾病として表面化します。たとえば食習慣が原因でガンになったり脳梗塞を起こしたり、うつになったりパーキンソン病にかかったりということが起こります。トリガーとして代表的な食品を挙げれば、砂糖です。砂糖を摂りすぎると、その人の体質によって、糖尿病や虫歯、うつ病などの、さまざまな異状や疾病が表れます。ちなみに、飲料では砂糖の代わりに「果糖ぶどう糖液糖」がよく使われていますが、これは価格がとても安いためです。砂糖と同様、身体に良いものではありませんが、人工甘味料であるアステルパームよりはましかもしれません。アステルパームは自然界には存在しない人工甘味料で、感覚的な甘さはショ糖（スクロース）の百倍から二百倍という代物です。これだけで「身体に入れて良いものなのか？」と誰もが疑問を感じるでしょう。

さて、体質と症状から「砂糖が原因だ」と分かれば、それを制限すれば良い、ということになります。表面に表れている症状は、うつであったりパーキンソン病であったりするのですが、治療のしかたは同じ。これは東洋医学に特徴的な「異病同治」という考え方です。ちなみにこれとは逆に、症状は同じだけれども原因が異なるという場合には、それぞれに合わせた治療を施します。こちらは「同病異治」といいます。

砂糖とともに代表的なトリガーは、実はパンです。短時間で手軽に料理が作れますから「朝は毎日パン食」という人は多いでしょうし、若い人なら、おやつに菓子パンを食べる、という人も多いでしょう。甘いクリームパンやメロンパンは、安価で柔らかく、量も手頃ということもあってか、お年寄りにも人気です。

ですが、これがなかなか油断できない相手なのです。たとえばメロンパン。原材料は小麦、それに砂糖が大量に使われています。着色料のような食品添加物、トランス脂肪酸なども使われているでしょう。こういうものを、ごくたまに食べているならさほど問題はありません。しかし、六十歳、七十歳という年齢に達し、さらにリウマチやパーキンソン病を患っている人が、毎日食事代わりにメロンパンを食べている。こうした例は本当に多いのです。これは治療以前の話ですから、まず「毎日のメロンパンをやめてください」と強くお願いしたいところです。

なぜガンができるのか？

ガンについてお話しする前に、まず「なぜガンができるのか」ということをお話ししておきます。

なぜガンができるのか？　その根本原因は何かを、各診療科のドクターに聞いてみると、だいたいが判で捺《お》したように「食事、生活習慣、ストレス」あたりの答が返ってきます。確かにその通りなのですが、それがなぜ舌ガンになったり乳ガンになったりするのでしょう。さらにいえば、右の乳房にガンができたのに、左にできなかったのはなぜだろう、という疑問も湧いてきます。ほとんどのドクターは「いや、それはたまたまでしょう」ととらえているようですが、そこには明確な理由があるはずです。

東洋医学的なアプローチでは、「身体のどこにガンができるか」は、本人の感情と結びついていると考えます。感情に対応する臓器があり、そこに異常が表れるのです。たとえば胃は怒りの臓器であり、継続的に怒りを感じ続けていると、ガンが発生します。腹が立つ、はらわたが煮えくり返る、そうした状態が続くと胃にガンができやすくなります。嫉妬の感情は、女性であれば乳房や卵巣、男性であれば前立腺に影響します。誰かを羨み、妬《ねた》み、憎む感情が高じることで、これらの臓器に異常が出やすくなります。同じように、悲しみの感情は肺を傷つけていきます。

一方の西洋医学では、より生理的、生物学的なアプローチでガンと相対しています。現在の医学はガンに対して「遺伝子変異説」の立場をとっています。いろいろな理由で遺伝子が傷つき、そのために正常細胞がガン化してしまう。通常の細胞分裂ができず、異常な増殖力で病巣になっていく。だから遺伝子のガン化が起こらないような薬を作って……というアプローチが続けられています。

ですが薬でガン化を抑えるよりも、もっと自然なやり方でガンを避けることはできるはずです。そもそも人の身体には免疫システムという強力な防御装置がありますから、たとえガン細胞ができたとしても、それを修復あるいは排除することができるはずなのです。免疫が十分に機能しているのなら、わざわざ薬で抑える必要もありません。つまりガンというのは見方を変えれば、免疫異常に他ならないのです。

免疫システムは、自然が私たちに与えてくれた、優秀な防御装置です。この仕組みを常に稼働させておけば、たいていの疾病は跳ね返すことが可能です。

糖の摂り方がガンを招き、進行させる

次に、ガンを作り出すメカニズムについてお話ししましょう。学校の授業のようですが、これが分かっていないとガンの話ができませんので、ここでまず「糖代謝」について説明します。これは食事として食べたものを体内で処理し、最終的にATPという物質を作り出すプロセスです。ATPは私たちの身体、もっと細かくいえば各種の生理作用を行うためのエネルギーです。これがないと私たちは生きていけません。そしてATPのもともとの原料となるのが炭水化物で、これを糖代謝というプロセスに乗せて処理していくのです。

食品に含まれるさまざまな成分、栄養分の中に、炭水化物があります。その炭水化

物は、食物繊維と糖質に区分されます。食物繊維は海藻や植物の外皮などですが、人間には分解できません。そのためお腹の中を掃除して、出ていくだけです。そして糖質は単糖類と少糖類、それに多糖類、その他に分類されます。このうちの「その他」は無視していただいて大丈夫です。糖質は単糖類と少糖類、それに多糖類の三種類がある、と考えてください。

単糖類は、それ以上は分解できない糖類で、グルコース（ブドウ糖）、フルクトース（果糖）、ガラクトースがあります。糖類の最小構成単位と考えると、分かりやすいでしょう。この単糖が二つ組み合わさると、二糖です。砂糖の主成分であるショ糖や麦芽糖、乳糖などが二糖類です。さらに組み合わさる単糖の数が増えていくと、三糖、四糖……となりますが、九糖までをひとまとめにして「少糖類」と呼んだりもします。そして十個以上の単糖が組み合わさったものを「多糖類」と呼びます。多糖類は自然界にとても多く存在していて、身近なところでは、イモ、米、小麦などのでんぷんです。これが、糖質の分類です。

ここからが肝心なのですが、糖質制限を行う場合、これらすべての糖質を制限する、というわけではありません。ここを勘違いしている人はとても多いのですが、違います。糖質制限で肝要なのは、単糖類と二糖類です。なぜか？　これら小柄な糖類は、口の中の粘膜から吸収されるために、血糖値が急速に上昇してしまうからです。

血糖値が一気に上昇すると、それに対してインシュリンが放出されるため、血糖値は下がります。ところがたいていの場合、血糖値が下がりすぎてしまうので、再び血糖値を上げてちょうど良い値に調節する、ということが行われます。

この過程で、グルカゴンやコルチゾールといったホルモンが分泌されるのですが、これらの物質は眠気や疲れを引き起こすだけでなく、発ガンを促進する作用も持ちます。これがいけません。

ですから、果糖やブドウ糖がたっぷりのドリンクを一気飲みしたら、発ガンを後押しするようなものです。ブドウ糖は脳の唯一のエネルギー源であり、身体にとって重要な栄養素ではありますが、摂取のプロセスが問題なのです。インシュリンを打っている人の血糖値が下がりすぎた時、舌の裏側に角砂糖を含ませますが、こうすると五分程度で急速に血糖値が上がります。四十から百二十くらいまで一気に高まります。それほど吸収が速いのですが、これは低血糖状態を避けるための緊急手段であって、日常的にやることではありません。

では、どうするか？　まずでんぷんを摂ることです。ご飯を口の中で十分に噛むと、唾液によって多糖類のでんぷんが二糖の麦芽糖に変化します。ご飯をよく噛むと甘味を感じるのは、このためです。ちなみにここで「よく噛む」ことが重要で、それをしないと、でんぷんから麦芽糖への変化が不十分になり、その後の処理がうまくいきません。これは腸内に腐敗菌を増やす要因になりますし、各種アレルギーの原因にもなります。ですからアレルギー体質のお子さんがいるなら、まず食事をよく噛んでいるかを点検することが第一です。

さて、よく噛んで変化した麦芽糖は胃や十二指腸では吸収されず、小腸に届いてからマルターゼという酵素の働きで分解され、グルコース……つまりブドウ糖に変化し

血糖値の推移

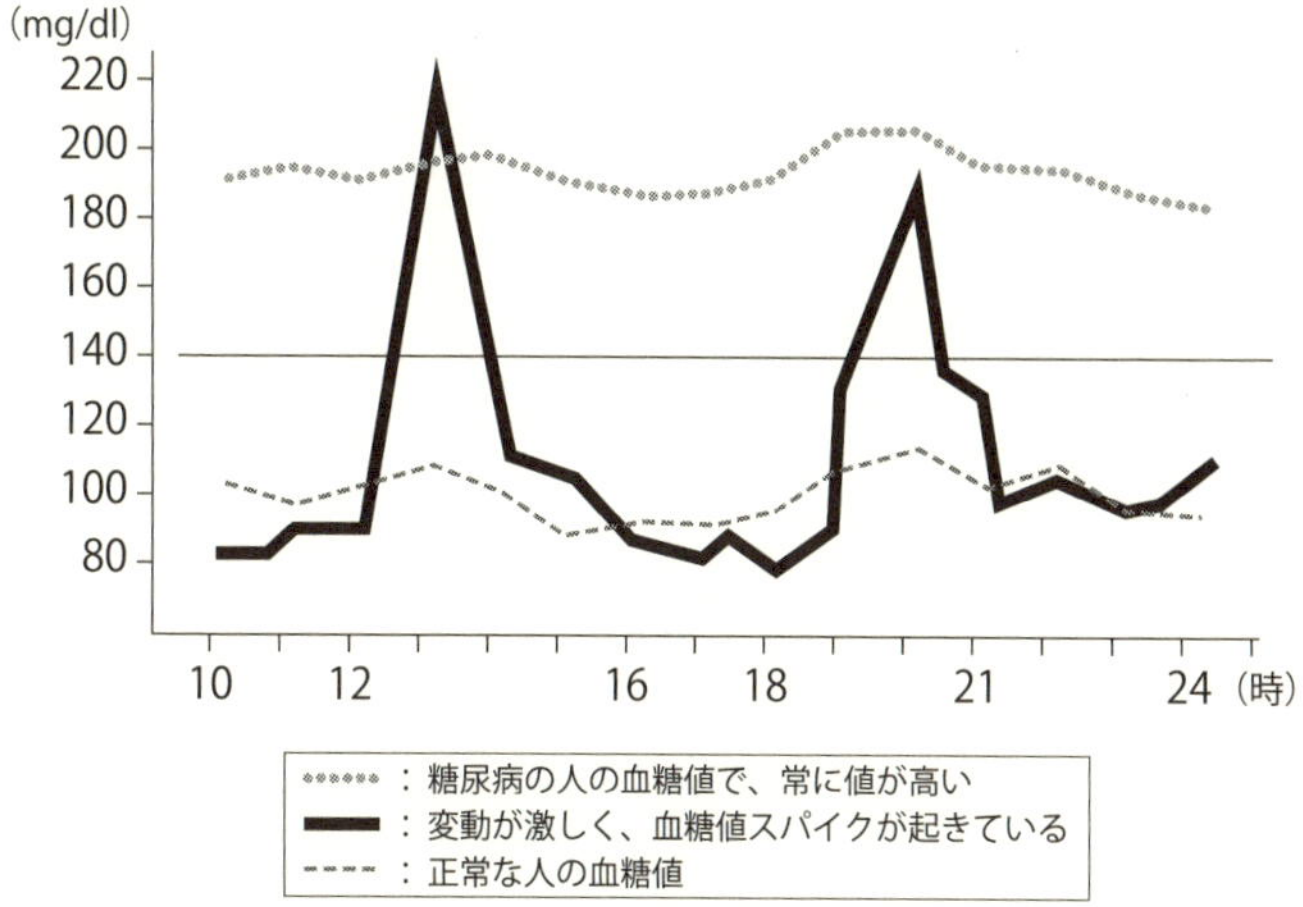

ます。そしておおよそ六時間という時間をかけて、ゆっくりと吸収されていきます。吸収が穏やかなので、血糖値はほとんど変化しません。そのためインシュリンが分泌されず、グルカゴンもコルチゾールも出ません。眠気や疲れも起こりません。

ご飯を制限して、代わりにチョコを食べるというのは、こうした理由でＮＧなのです。

動物は例外なく、糖をエネルギー源にしています、ですから糖を摂らなければ痩せ衰えるばかりか、身体の機能を維持できません。そのため糖が足りなくなると、たん

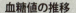

ぱく質や脂肪を分解して、糖を作ります。これは糖新生という作用です。

肉食動物は糖新生がとても得意なのですが、代わりに体臭が強くなる傾向があります。長く肉食の生活を送ってきた欧米人の体臭が日本人よりも強いのは、そうした理由もあるでしょう。

ただ糖質は身体の機能を維持するだけでなく、身体を構成するパーツとしても使われます。DNAやRNA、ATPなど、重要な身体のパーツは、糖質がなければ作れません。ですから極端な糖質制限、間違った糖質制限をすると、身体を壊すことにもつながってしまいます。ガンが見つかり、良かれと思って断食療法を始めたところ、ますます身体を壊していった。そういう人を実際に、私は何人も見てきました。

単に糖分を絶つだけでは、身体の機能が維持できません。ですから、でんぷんを十分に摂ることです。でんぷんは身体にゆっくり吸収され、血糖値の変化も穏やかです。エネルギー源も身体の素材も、しっかり摂取できます。こうしたやり方が、身体にとって優しい糖の摂り方なのです。

高血糖は、生物としてきわめて異常な事態

血糖というのはなくてはならないものです。糖の血中濃度、つまり血糖値は高すぎても低すぎてもダメで、正常範囲というものがあります。通常の生活をしていれば、血糖値が下がることで危険な状態になる、ということはまずありませんが、逆に血糖値が高い状態が続くのも良くありません。砂糖や果糖などは身体への吸収が速いために血糖値が急激に上がり、それを抑えるためにインシュリンが分泌されます。上がった血糖値を下げる作用を持つ生体ホルモンは、インシュリンしかありません。

ところが、血糖値を上げる作用を持つホルモンは、いくつもあります。まずアドレナリン。興奮した時に出るホルモンです。たとえばアフリカのサバンナで、ライオン

とシマウマが出くわした。シマウマにとっては緊急事態です。今すぐ逃げないといけない。こんな時、アドレナリンが分泌されて、心拍が高まり、血圧が上昇します。同時に筋肉や肝臓に保存されているグリコーゲンが、ブドウ糖に分解されます。これはものの数秒で起こる反応です。分解されたブドウ糖は一気に血中に流れ込み、一気に血糖値が上がる。これをエネルギー源として、一気に駆けて逃げ出す。こういうことが起こります。血糖値を上げるホルモンの中では、アドレナリンは最も強力といえるでしょう。似た名前のノルアドレナリンも、似た作用を持つホルモンです。

成長ホルモンも、血糖値を高める働きを持ちます。成長期にある十代の、それも男子の場合、一年で十センチ以上も身長が伸びることがありますが、これだけの成長を果たすには、身体の材料が大量に必要です。そのために成長ホルモンによって、血糖値を高めるのです。

睡眠ホルモンと呼ばれるメラトニンやセロトニンも、血糖値を上げます。そして身体を休息に適した状態にし、穏やかに眠りに誘います。

グルカゴンとコルチゾールは先ほどお話ししましたが、インシュリンの分泌によって血糖値が下がりすぎた時、適した状態にまで高めるために使われるホルモンです。

ここまでの話で、すでにお気づきの方もおられるかもしれませんが、人間の身体には血糖値を上げる仕組みは複数用意されていますが、下げる方法というのは、インシュリンしかありません。それは「血糖値が上がりすぎる」という状況が、ほとんどなかったからだ、とも推測できます。人間が登場してから今日までの歴史の中で、血糖値は活動するのに必要充分程度のレベルを常に維持していたのでしょう。ときどき「血糖値を上げなければ」という状況に直面することはあっても、その逆の事態は、ほとんどなかったのではないでしょうか。だからこそ「血糖値を下げる」という仕組みとしては、インシュリンしか備わっていないのだ、と考えることができます。

つまりインシュリンは、オフィスや学校の廊下の隅に置かれた消火器のようなもの。万一の場合に備えた安全装置です。とすると、高血糖の状態が慢性的に続くということは、生物としてかなりの異常事態だということになります。

考えてみれば、野生の動物はケーキもチョコレートも食べません。甘いものといっても、せいぜいフルーツを食べるくらいでしょう。ですから甘いものを食べ過ぎて、高血糖になるなどということは、おそらく一生ないのではないでしょうか。それはとりもなおさず、私たち人間の食生活がきわめて不自然なものだということの証でもあるのです。

摂取した糖はどうなるのか

これまでにお話ししたように、糖というものはゆっくりと吸収しないと、身体に負担がかかりますし、ガンを助長することにもなります。ですから甘いものを食べるのではなく、でんぷん……つまりはご飯を、よく噛んで食べることが肝要です。

ご飯を口の中でよく噛むと、その刺激で唾液が分泌されます。すると唾液に含まれるアミラーゼによって、でんぷんは麦芽糖に分解されます。この麦芽糖は食道や胃、十二指腸では、吸収も分解もほとんどされず、小腸でマルターゼという酵素によって、ゆっくりとブドウ糖に分解されます。そしてブドウ糖は穏やかに吸収され、血糖値をゆっくりと上げながら、静脈を通じて体の隅々の細胞まで届きます。ブドウ糖は細胞のエネルギー源ですから、スムーズに細胞内に取り込まれ、そこで解糖系という仕組みに乗って処理されます。これはリサイクル工場のベルトコンベアをイメージすると良いかもしれません。廃品として受け入れた古いテレビを、手順通りに分解して分別し、再利用するプロセスです。

ブドウ糖……グルコースは、その骨格部分が六つの炭素分子が結合した姿をしていますが、解糖系に乗せられると、ビタミンBの作用によって、この結合が分断され、三つの炭素原子を持つ三炭糖《さんたんとう》になり、さらに誘導作用によってピルビン酸を生み出します。このピルビン酸ができる時、同時に水素イオンが二つ発生します。水素イオンとは電子をひとつ失った水素で、電気的に不安定なものですから、安定するために他の原子と結合しようとする力がとても強いのです。さらにピルビン酸は細胞内のミトコンドリアの中に潜り込み、ここでTCA回路と電子伝達系というルートに乗せられます。ここで多くの水素イオンが産生され、それが細胞レベルでのさまざまな働きを生み出しています。まさに「ご飯を食べて体内で発電し、細胞を動かす」というイメー

『ミトコンドリア』が細胞の免疫力を決める

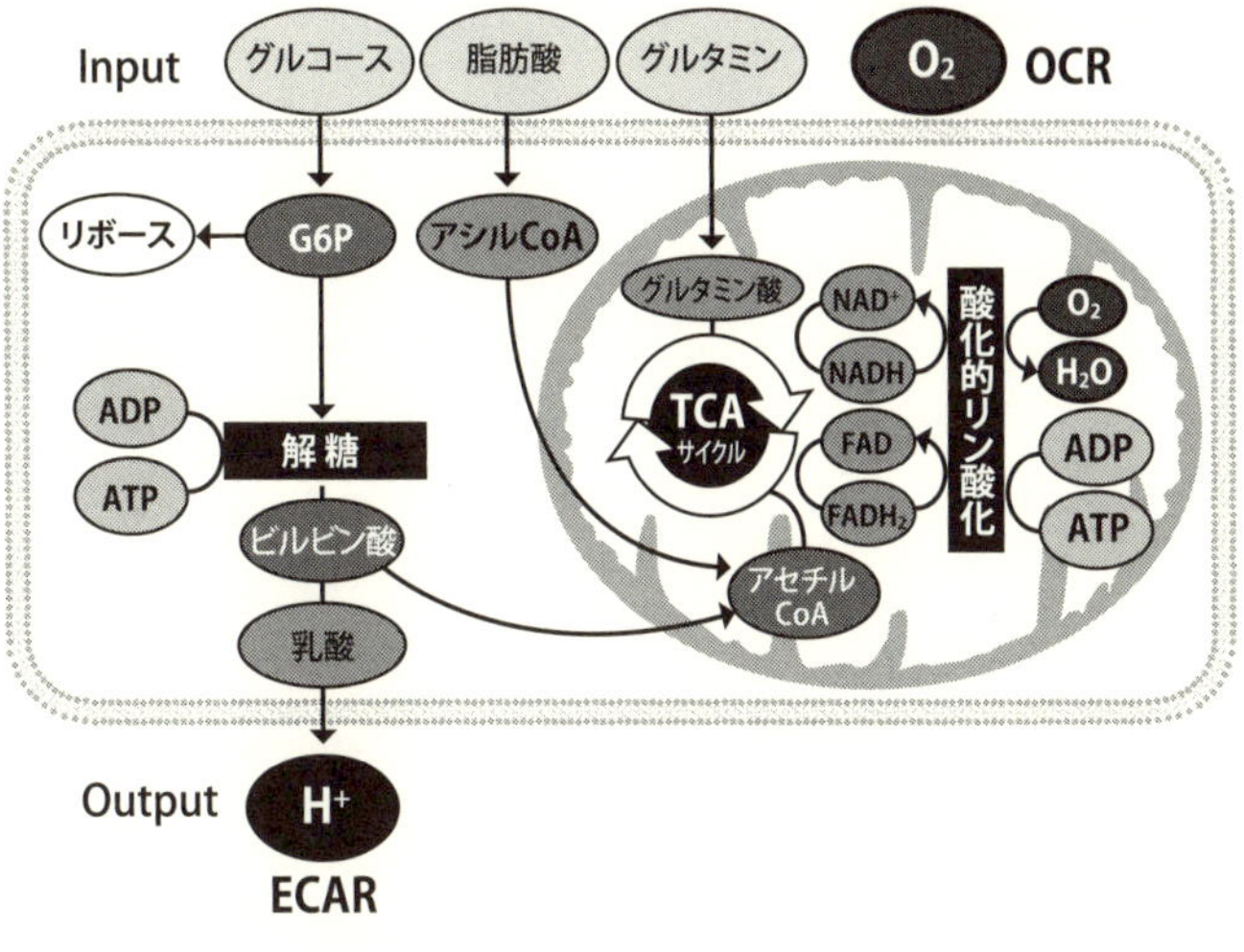

ジです。

解糖系は酸素を使わない嫌気的代謝ですが、ビタミンBが必要です。TCA回路は酸素を必要とする好気的代謝ですので、呼吸によって酸素を取り込まねばなりません。こうして複雑な反応を経て、二酸化炭素と水、そして身体を動かすエネルギーであるATPが作られます。この一連の反応が、糖代謝の全体像です。

この糖代謝が十分に機能していると、体調は平穏に保たれます。十分なエネルギーは十分な免疫力につながり、体内の免疫システムは力強く作動するでしょう。そのためには、ブドウ糖を穏やかに吸収すること。もうひとつは解糖系で必要になるビタミンBを、十分に摂ることです。

ビタミンBは豚肉やニンニクなどに含まれますが、糖代謝に必要なでんぷんとビタミンBを同時に含むのが玄米です。この玄米を長く食べ続けてきたことで、日本人は自分自身の健康を守ってこられたのでしょう。

糖代謝に潜む、危険な分かれ道

糖代謝の概略を、ざっくりとお話ししましたが、実は一連のプロセスの中に、少々注意したい分かれ道があるのです。右に行くか左を選ぶかを間違えてしまうと、危険なことになりかねません。

ブドウ糖が解糖系で代謝される時、ピルビン酸と水素イオンが二つできる、とお話ししました。ところが何かの理由で……たいていは塩分濃度の異常なのですが、ナトリウムやカリウム、カルシウムなどのバランスが悪いと、正常な代謝が行われず、ピルビン酸ではなく乳酸ができてしまいます。この場合、乳酸はＴＣＡ回路や電子伝達系に乗ることができませんから、ＡＴＰはできませんし、水素イオンも増えません。

つまりエネルギーの生産効率が落ちてしまう、というわけです。

なぜそうなるのでしょうか？　大きな要因は食品添加物、トランス脂肪酸、多価不飽和脂肪酸、グルテン等の存在です。これらが代謝の邪魔をすると、ブドウ糖は乳酸になってしまいます。乳酸が細胞内に溜まり、どんどん酸性に傾いていきます。水素イオンの数は不足しますから、細胞が電力不足に陥ります。携帯電話の電池切れと同じで、こうなると人間は生きていけません。

そんな事態を避けるため、細胞内に塩素イオンを注入し、中和を図ります。当座をしのぐための延命措置ですが、これが逆に細胞のアルカリ化を呼び、発ガン因子となります。これでも細胞内のエネルギー不足が解消できないと、次に起こるのが、DNA内の発ガン遺伝子の発現です。ガン細胞はミトコンドリアに依存せず、乳酸発酵だけでATPを作れます。しかし健康な細胞と比べると、ガン細胞のATP生産能力は十六分の一程度しかありません。そこでガン化して、通常細胞の十六倍という異常な増殖力を持つことで、エネルギー不足を補おうとするのです。ガンという異常な細胞群を生み出すことになるけれども、今すぐエネルギー切れを起こして死なずに済みます。

これが、ガンができるメカニズムです。ですからガンを避けたいなら、ピルビン酸が乳酸になるのを防ぐことです。カップ麺やインスタント食品、パンや揚げ物、ファストフードやコンビニ弁当……。こうした食生活を見直し、改善を図ることです。ところがこうした改善をせず、安易に手術で切除などすると、どうなるでしょうか。せっかくガン化してまで電子エネルギーの増産をしてきたのに、それが取り除かれたとなれば、身体は同じことを繰り返します。ガン細胞は隣接する組織やリンパ節などに転移して、とてつもない勢いで増殖を繰り返し、エネルギーの増産を図ります。放射線で攻撃されても同様の振る舞いを見せ、攻撃を受けるたびに源病巣から離れた場所、攻撃を受けにくい場所に転移していきます。

それでも原因を除去しないまま、抗ガン剤の投与などの治療を進めていると、ガン細胞は電子エネルギー不足を補うために、ますます遠隔転移を進めます。

たとえば乳ガンの場合、手術で切除しても、生活習慣や食習慣を変えず、原因除去をしていなければ、腋下リンパ節等に転移するケースがよく見られます。脳等に転移して脳腫瘍になったり、脊髄転移や肋骨転移など、骨に転移したりします。なぜ、ガンはそこまでしたたかに生き延びようとするのでしょうか。それは身体が、ガンを転移・増殖させることで、不足する電子エネルギーを補い、自分自身を守ろうとするからです。

電力が作れない、エネルギーを生産できない。このままだと電池切れで死んでしまう。トランス脂肪酸をやめてくれ。グルテンを入れないでくれ。異常な増殖能力を発揮し、転移を続けてでも生き延び、エネルギーを生産しようとするガン細胞の声を、腫瘍内科医や放射線科医、乳腺外科医たちは聞き取ることができないまま、ただ攻撃ばかりを続けている。それが現代の日本の保険治療の現状です。

生きていくためのエネルギー不足を軽減するための非常手段として、ガンは存在します。そのエネルギー不足を解決しようとするなら、根本的な原因を取り除くことです。つまり本来食べるべきものを食べる、それだけです。

健康のために、断食はするな

やみくもな糖質制限をすると、糖新生が起こり、筋肉や脂肪の分解が始まる。これは先ほどお話しした通りです。この糖新生というプロセスは、そもそも健康な身体において起こるものではありません。ガン患者さんの例でいえば、糖新生が進むとガリガリに痩せていきます。またたんぱく質を分解する際にアンモニアが作られ、それを分解するために肝臓に負担がかかり、肝機能が落ちて黄疸《おうだん》が出ます。また脂肪を分解するとケトンという物質が作られ、独特の臭気を発する酢酸や酪酸、アセトンができます。「ガン臭」あるいは「ガン性悪臭」と呼ばれるニオイが発生します。

繰り返しますが、糖新生は人間においては通常のプロセスではなく、緊急事態に対処するための仕組みです。「でも脂肪が減るなら、それで良いじゃないか」と考える方も多いでしょう。体型に悩む方にとっては歓迎したいところかもしれませんが、やはり極端な糖質制限、さらには断食というものは、大きな危険を伴うのだということは、知っておいていただきたいところです。

実際に標準体重以上で脂肪が多いなら、あるいは過剰摂取の傾向があるならば、痩せるまでは糖質制限ダイエットも良いと思います。ですが健康な人がむやみにやるものではありませんし、ましてや「健康のために」断食するというのは、決して良いことではありません。食べ過ぎや飲み過ぎの時、内臓を休めるために一食抜く、というならまだしも、普通に食事ができている人が断食するのは、おすすめしません。たんぱく質制限や一日一食も同じです。各種の発ガン物質、発ガンホルモンが発生して、肺ガンや肝臓ガン、あるいは慢性疾患の原因になります。むしろ玄米食を習慣にし、毎日適量の食事を規則正しく摂ることのほうが、はるかに有意義です。

食品が引き起こす依存症の実際

依存症というと、ギャンブル依存症や買い物依存症などが挙げられますが、食事と健康という点からいえば、やはりアルコール依存症が広く知られています。ただ、依存症を引き起こす物質や現象は数多く、それだけ誘惑も多い、ということがいえるかもしれません。

依存症には、脳の報酬系と呼ばれる神経回路群が深く関わっています。この報酬系は中脳にある腹側被蓋野《ふくそくひがいや》という場所を起点として、前頭葉の前頭前野、位置としては額の奥のあたりまでつながる、一連の神経群です。この神経群が、ある物質や行動などによる刺激を受け、前頭葉でドーパミンという快楽物質を出すことで、脳は快楽、

依存症を起こす、脳の快楽報酬系

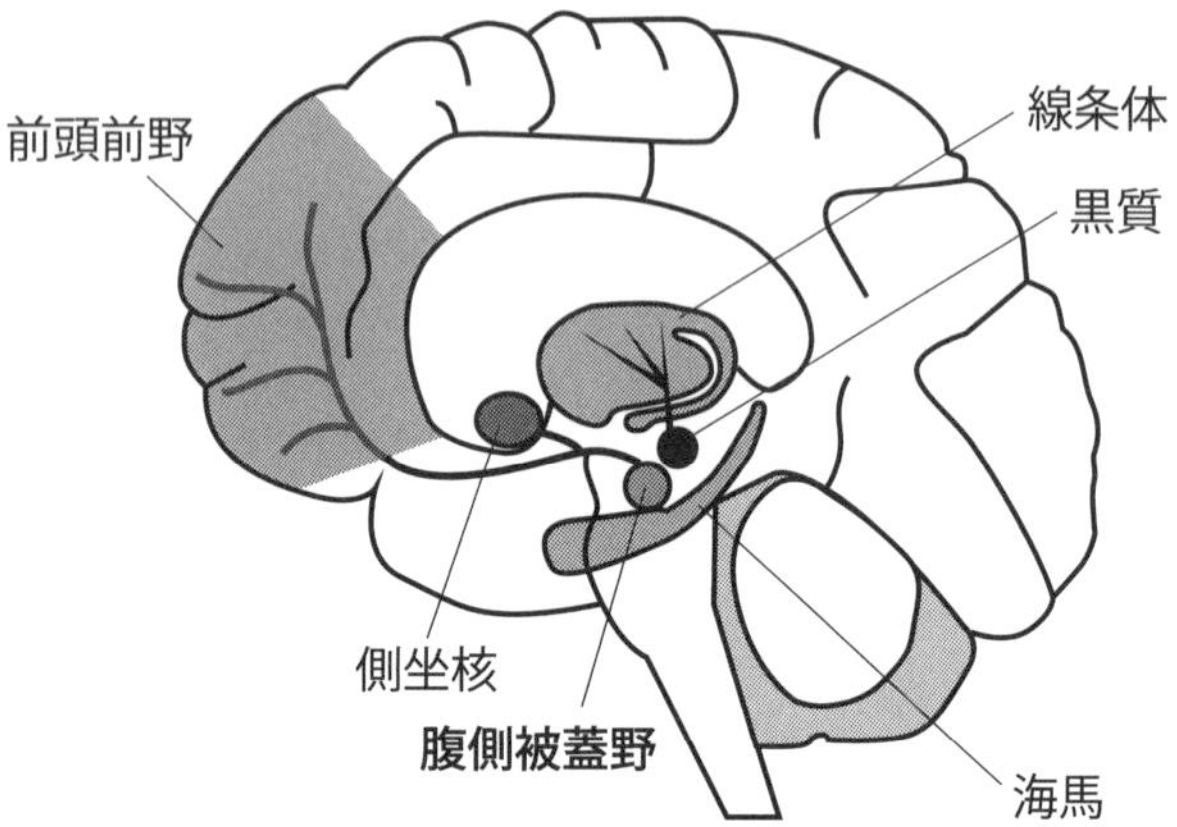

快楽を感じる物質（甘み、グルテン、不飽和脂肪酸、乳製品、覚醒剤などの薬物）、行為（ギャンブル）などの刺激で腹側被蓋野に集まるA10神経系が活性化。快感をもたらすドーパミンを分泌。ドーパミンは側坐核を刺激して高揚感を促し、前頭前野で「またこの快感が欲しい」という情動を強める。

心地よさを感じます。この快楽のために、その原因となる物質や行動への欲求が強まり、それが渇望にまで高まって、依存へとつながるのです。

依存症を引き起こすのは、アルコールや薬物だけではありません。小麦やグルテンでも、キャンディやチョコレートでも起こります。天然の甘味料……たとえば羅漢果などでも、それでドーパミンが放出されれば「羅漢果依存症」になり得ます。牛乳に含まれるカゼインやホエイといったたんぱく質は、胃の中でペプシンという酵素によって分解されるのですが、その後に残るエクソルフィンという物質が、ドーパミンを出す作用を持っています。他にも多価不飽和脂肪酸、また植物油はほとんどがドーパミンを出す作用を持ちます。小麦を使ったパンにもグルテンが含まれますから、当然ながらこれらの食品に含まれます。

こう見ると、たいていの食品がドーパミンの発出に関わり、ひいては依存症の要因になる、というように見えます。確かにその通りですが、これらの食品は「そうした作用を持っている」ということであって、食べればたちまち依存症になってしまう、というわけではありません。ですがどんな食品でも、量が多すぎたり少なすぎたりすれば健康を害しますし、調理のしかたや食べ方によっては、長期の間に身体が変調をきたすこともあり得ます。またご本人の体調や既往症なども考えあわせなくてはなりません。身体がどんどん大きくなっていく成長期の若者であればまだしも、すでに身体が衰えはじめ、消費エネルギーも少ない年配の方が、食べられるからといって過剰な量の栄養やマイナスの作用を持つ物質を、身体に取り込む必要はありません。

たとえば「食事はパン食が多い」という方。診察しているとそうした方は意外と多いのですが、これだけ聞くと食パンをトーストして、食べているのかなと思います。しかしよく聞くと、クリームパンやメロンパンなど、いわゆる菓子パンを常食していたりします。さらに聞けば、生クリームやフルーツジャムを挟んだ甘いパンを、毎日のように食べている。これは健康的な食事ではありません。炊きたてのご飯に、溶かしたチョコレートをかけて食べるようなものです。

砂糖と乳製品については、本人が自覚しない間に依存状態になってしまうケースは多々あります。「甘いものが好きで、やめられない」というのは、まさにこの状態です。幻覚や幻聴が起こらないだけで、状態は薬物依存と変わりません。そして依存状態を改善できないまま、身体がどんどん壊れていきます。

油にしても、青魚や玄米など食品中に含まれる油を摂るのであれば何の問題もありません。しかしながら精製した油であれば、オリーブ油はもちろんのこと、エゴマ油やシソ油、米油などでも、快楽報酬系を刺激してしまいます。

厳密な話をすると、自然界に存在する不飽和脂肪酸（魚と植物の油）の中には、オメガ3脂肪酸とオメガ6脂肪酸が混在しています。ですが魚の油にはオメガ3が多く、植物にはオメガ6が多く含まれるという傾向があります。この植物性の精製油が、快楽報酬系を刺激するために、依存状態になりやすいのです。

もちろん、あまりに神経質になってしまうと、逆にそれがストレスになってしまいます。ですが自分自身の口に入れるものがどのようなもので、身体の中でどのような働きをするのか、それを知っておくことは大切なことです。

日本人の食生活を変えたアメリカ

小麦、牛乳、油。依存状態を引き起こしかねないこれらの食材は、もともと日本人の食生活にはあまり馴染みがないものでした。もちろん小麦は麺類として食べていましたし、油だって天ぷらなどに使っていました。ですがこれらの食材が現在のように広く普及し、一般化したのは、大東亜戦争終結後のアメリカの政策によるものです。少々陰謀めいた話になってしまいますが、その経緯を簡単にお話ししましょう。

戦後、連合軍が日本に設置した総司令部（ＧＨＱ）は、あらゆる分野で占領政策を進めていきました。その中に、日本人の食生活を一変させようという計画がありました。それがアメリカが日本に押しつけた「食料転換政策」です。

たとえば、キッチンカーを作って日本の各地に出向き、そこで油を使った料理……唐揚げや野菜炒めを作って、集まった人々に振る舞う。油っこい料理は味が濃いですし、初めて食べる味ですから、みんな驚きます。そこで「日本人が戦争に負けたのは、体力が無かったからです。だから油をたっぷり摂って、体力をつけましょう」と呼びかけます。

同様に、パンの普及にも乗り出しました。「小麦はビタミンBが豊富です。ビタミンBを摂ると頭が良くなります。お米では、なかなかそうはいきません。日本が戦争に負けたのは頭が悪かったからです。みなさん、パンを食べましょう」

さらに牛乳です。日本では牛乳を飲む習慣はありませんでしたが、そこに「牛乳を飲むと、子どもの身体が大きくなります。日本が戦争に負けたのは背が低いからです」と吹き込み、牛乳の需要を作っていきました。そして乳牛の飼料として大量のトウモロコシ粉を輸入させ、もちろん小麦も食用油も輸入させました。つまりアメリカには、日本人の食生活を転換させることで、日本をアメリカの市場にする目的があったわけです。

武装解除している日本にとって、このアメリカ産の食品の輸入にあたり、日本に拒否という選択肢はありませんでした。そして一九五四年にアメリカで制定された、PL四八〇という法律に基づき、日米で条約が交わされ、立法化されました。法律の名称は「一九五四年農産物貿易促進援助法」といい、農産物の輸出入の促進を図るもののように見えます。しかし実際の目的から、この法律は「アメリカ産の余剰農産物処理法」とも呼ばれます。これだけで、どのような意図がそこにあったのかが明確に見てとれます。

次々と登場して消えていったオイルたち

そこからは官民一体となって、油脂、小麦、乳製品の普及活動が続けられました。その後のメーカーのCMを見ていくと、当時、官民が揃って日本人に何を売り込みたかったのか、推測することができます。油脂に関していえば、「体に良い」というイメージで、さまざまな油が売り込まれてきました。

「植物性だから、バターよりも健康的」とマーガリンがもてはやされる。ですがこれも快楽報酬系を刺激します。やがてマーガリンにも健康を害する危険があるんじゃないかという話が持ち上がってくると、次はドレッシングの売り込みが始まります。

一九七〇年代になると、これも「健康に良い」という触れ込みで、コーン油が表舞台に登場します。それまで使われていた大豆油と比べると味や匂いにクセがなく、結構な人気を博したようです。ですがこれも、摂りすぎによる動脈硬化のリスクがあることが知られていきます。

そこからはベニバナ油……これはサフラワー油とも呼ばれていました。それにキャノーラ油です。その頃から油っこさを嫌う風潮が広がって、ドレッシングは軒並みノンオイルになりました。それがひと回りして、やはり油は必要だとなったところで脚光を浴びたのが、オリーブ油です。

これらの油脂である多価不飽和脂肪酸はすべて、快楽報酬系を刺激し、依存状態を形成します。マーガリン、コーン油、ベニバナ油、キャノーラ油、オリーブ油。さらにアマニ油、米油、シソ油。全部そうです。

そのほとんどはここ数十年で登場してきた油脂です。日本人はもともと、油を大量に摂る民族ではなく、戦後のアメリカの政策によって食生活が転換させられた結果、これら多種多様な油脂を消費するようになったのです。

もちろん、明かりに使う油はありましたし、料理にしても、油を一切使わない、摂らないということもありませんでした。ですが現在のように、日常的に精製した油を使う、ということはなかったのです。

そもそも日本家屋は木材と障子や襖といった紙でできています。室内も床は畳敷きか板張りです。つまり可燃性の建材ばかりが使われていますから、油での調理に火を使うことはとても危険なことでした。薪を使うのはかまどだけで、囲炉裏では炭を使います。これなら周囲に飛び火する心配はありません。ですから、そこで油を使うというのは、非常識な振る舞いだったわけです。

また、一六五七年に起こった江戸の大火災、明暦の大火（※）のあと、徳川幕府は庶民の油の使用に厳しい制限をかけました。江戸という都市そのものが可燃性の高いものだったのですから、あちこちで油を使われては、いつまた大火が起こるかもしれない……という不安は、誰の頭にもあったはずです。ですからごく限られたケースを除いては、油を使うということは、一般にはほとんどありませんでした。

※……明暦の大火

一六五七年（明暦三年）の江戸の大火で、江戸時代最大の火災。前年十一月以来八十日も雨が降らず乾燥しきっていたうえ、北西風が激しく吹く一月十八日午後二時頃に出火。江戸城の天守閣に火が入って焼け落ち、本丸・二の丸も焼失した。この火災は江戸の大半を焼き、死者は十万人を超えた。この大火を機に、江戸の都市計画が進められた。大火は江戸の火消制度にとっても大きな転機となり、翌年定火消《じょうびけし》が設けられた。

合理的だった、過去の人々の生活

あらためて見返してみると、昔の人々は実に合理的な生活をしていたと思います。食事だけでなく生活そのものが、自然の循環を活かしたものでした。

水田の間の畦に大豆を蒔いておくと、やがて芽が出て、大豆ができます。大豆と稲は必要な栄養分が違うので、畦道でも良く育ち、稲の成長を妨げません。これを「畦豆」といって、収穫すると食料にするほか、味噌や醤油の原料にもしました。ここから天然の乳酸菌がたっぷり摂れます。煮豆にでもすれば、植物性たんぱく質がこれまたたっぷり摂れる。田んぼの稲も玄米で食べれば、ビタミンBとミネラルを摂れます。さらに玄米から必要なだけの米ぬかを摂って、畑のダイコンやニンジンを漬け込めば、こちらからもビタミン・ミネラル類を摂れます。西洋人はビタミンCを野菜や果物から摂っていましたが、日本人はなんと海苔から摂っていました。まさに理想的な日本の伝統食です。これが、戦後にGHQによって大きく変えられてしまいました。油、小麦、乳製品さらに砂糖を、大量に摂るようになってしまったのです。

身体の仕組み、ことに「食べたものがどのように処理されるか」という点については、地域差や民族差が大きいものです。欧米人であれば体内で処理できるものが、日本人の多くがうまく処理できず、残存物が出る。それが発ガン性物質として働きます。アセトン、アルデヒド、その他さまざまな物質が、食事の後に完全に処理できないまま体内に残り、私たちの健康を脅かしているのです。

何をどれほど摂るべきかを考える

さんざん油を攻撃してきましたが、私はこれらの油を「決して口にしてはいけない」とは考えていません。そんなことを言い出したら、あれもダメこれもダメで、仙人のように霞を食べて生きるしかありません。そうではなくて、「○○油は身体に良い、悪い」と短絡的な白黒論でとらえるのではなく、「どんな油をどのような形で、どれほどの量を摂れば良いのか」と、考えてほしいのです。発ガン作用があるから、依存作用を持っているから……といっても、適量を摂る分には、何の問題もありません。いくつかの植物性の油には、身体に有用な成分が豊富に含まれていますし、いくつかの多価不飽和脂肪酸はむしろ身体に必要不可欠なものです。リノール酸、αリノレン酸、アラキドン酸、これらは必須脂肪酸であり、身体に必要なもので、完全に遮断してしまったら、健康を害します。

いくつかの油は、身体にとって必要です。ですがその摂り方、もっと分かりやすくいえば、量が問題なのです。「過ぎたるは及ばざるが如し」という言葉通り、どんなに身体に良いものでも、過剰摂取すれば害にもなります。「青魚の油は身体に良い」といっても、EPAやDHAをサプリで摂る必要はありません。その時点ですでに「摂りすぎ」という場合もあります。サプリだけで必要な栄養を摂るというのは、SFによくあるシーンですが、人間の身体は食事をして、そこから必要な栄養素を吸収するようにできています。わざわざサプリで摂るくらいなら、魚を焼いて食べたほうが、よほど自然ですし、合理的です。また、サプリは西洋医学の薬のように、特定の成分を精製したものですが、食事で摂れば、それ以外の多種多様な成分を同時に摂ることができます。これは漢方薬的な成分摂取の方法ともいえます。

ともあれ、どんなものでも大量摂取には必ずしっぺ返しが待っています。

たとえばアラキドン酸は過剰に摂ると、炎症、アレルギーを起こします。アルデヒドが大量発生すると、血管に小さな穴を開け、それをふさごうと血小板が集まってきます。するとその部分の血管が狭くなりますから、脳梗塞、心筋梗塞のリスクが高まります。またアルデヒドが神経細胞に取りつくと、そこに穴を開け、パーキンソン病や小児てんかんを起こしたりします。

ですから、できる範囲で食べるものには気をつけ、伝統的な和食を心がけることです。便利だから、手軽だからとファストフードやコンビニ食に頼らないことです。甘いものやスナック類は遠ざけることです。いや、この本を読んだ時点でもう止めましょう。こうした生活をしていれば、身体に必要な栄養分は、特に気にしなくても摂取できます。

ただ油の中には、できるだけ遠ざけたいものもあります。ひとことでいえば「精製した油と人工合成した油は避けるべき」ということです。具体的な代表格は、マーガリン、ショートニング、コーヒーフレッシュなどに含まれるトランス脂肪酸です。これは人工的に作った油で、海外では含有量の表示義務がある、使用総量が制限されている、国によっては禁止されているなど、さまざまな規制の対象になっています。日本では公的に規制されていませんが、消費者の関心が高まるとともに、メーカー側が抑制に乗り出し、代替品を使うなどして、含有量の引き下げや表示を自主的に行っています。

ただ、自主的に詳細な表示を実施しているのは、残念ながら一部のメーカーに限られています。多くの加工食品やスナック菓子には、原材料名の欄に「植物性油脂」と表記されているだけです。私たちにできる自己防衛策は、こうした製品をできるだけ避けることです。避けたところで、さして心配はいりません。フライドポテトも甘いケーキもポテトチップも、それを食べないからといって命に関わるわけではないのですから。

私自身の食習慣の変化

ここまで読み進めてきた読者の中には「この吉野という男は、ずいぶん偉そうなことを言うなあ」と感じている方もおられるかもしれません。確かに食事というのは毎日のことですし、人それぞれに好みもあります。それを変えるのは簡単ではありません。食事と病気との関連については多くの方が知識としてご存じだと思いますが、自分自身が実践するとなると、話は別です。まして、そのことを他人から指摘されれば、頭では理解しているだけに、決して良い気分にはなりません。それはよく分かります。

私自身、若い頃には油っこい中華料理が大好きでした。学生時代はテニス部の練習で汗をかいた後、必ず地元の中華料理屋に仲間とともになだれ込んだものです。餃子に回鍋肉《ホイコーロー》に天津丼を食べて、勢いに任せてビールを流し込む。それが美味しく、楽しかったのです。まだまだ身体ができあがっていく時期だったということもあったでしょう。

しかしドクターとして診療を始めると、生活習慣と病気の関係が、ありありと見えてきます。さらに経験を重ねながら勉強や研究を続けていくと、食事と心の動き、それに身体が、決して別々のものではなく、影響しあってバランスを保っていることが分かってきます。同時に、心身ともに健康でいるためには、何を食べれば良いのかというところに興味が向いてきます。パンやパスタではなく玄米、雑穀。肉はほどほどにして魚と貝、海藻、豆類。油を使った揚げ物や炒め物よりも、煮物や焼き物、和え物。食と病気の関連を東洋医学的見地で診るようになって、約十五年。分かってしまえば実に簡単なことで、日本人には日本の伝統食がいちばん合っているのだ、というところに行き着きました。おおよそ予想はしていたのですが、「やっぱり」という印象です。

日本食を主軸にした食生活に慣れてくると、もう油っこい料理は食べたくなくなってきます。絶対食べないというわけではありませんが、食べるとしてもわずかです。スナック菓子やチョコレート、アイス等は本当に一切食べません。絶っているのではなく、食べたくないのです。

私が初めて立候補した二〇二二年の参院選では、選挙活動中の食事に少々困りました。スタッフの皆さんは市販のお弁当を食べているのですが、これが私はどうも苦手でした。するとあるスタッフの方が気を利かせてくれて、玄米おにぎりを用意してくれるようになりました。それに自家製の漬物、ぬか漬けや梅干し、味噌汁を持ってきてくれたのです。これは大いに助かりました。新幹線での移動の時には車内販売のお弁当を口にすることもあるのですが、やはり玄米を食べるとホッとします。

そろそろ日本が目覚めるべき時

砂糖と油を中心に、日本人の食事とその変化による健康への影響について、お話ししてきました。基本的には「何を、どのように、どれほど摂るか」を軸として、その上で遠ざけるべきものは遠ざける、というスタンスが良いと思います。甘いものや油脂を使ったスナック菓子、カップ麺などは依存作用を持っているので避けるべきではありますが、すでに「分かっていても、やめられない」という方もおられるでしょう。なので「欲」より先に「知識」として、以下のことを知っていただきたいのです。

砂糖と植物性の油は、過剰に摂取すると、体内のさまざまなところで悪さをします。たとえば植物性油脂がアルデヒドに変化し、血管に取りつけば血管を壊して脳梗塞や心筋梗塞を引き起こします。脳で発現すればアルツハイマーへ誘導します。他にも、Ⅱ型糖尿病、パーキンソン病、ハンチントン病など、砂糖と植物性油脂は数多くの疾病の原因となっています。

ここで求められるのが、東洋医学における「異病同治」です。症状も病名もすべて違うけれども、その本質は砂糖と植物性油脂の摂りすぎにあります。そこが分かれば、原因物質を制限すれば良い、ということになります。

ただガンに関しては、日本はなかなか目を覚ましてくれないな、という印象を私は持っています。日本政府もそうですし、私たち日本人もそうです。

ガンは相変わらず、日本人の死因のトップです。その要因としてアルコールやタバコ、感染症などが挙げられているのは、先にお話しした通りです。ですが海外での意見はまったく異なり、ガンの要因は食事が第一……ここには無理なダイエットも含まれていますから、「食品とその食べ方に問題があるので、ガンができる」という見方がされています。この見解は、なんとWHOが作成した文書の中に見られるものです。

国際機関としては何かと問題を指摘され、やり玉に上げられることも多いＷＨＯですが、それでもこうした見解をとっている。しかし日本ではまったくそうした視点が無視されています。そこを、もっと多くの人々に知っていただく必要があります。

同時に、おもにアメリカと交わした各種の条約……ことの発端はすでにお話ししたＰＬ四八〇なのですが、その後も多くの条約において、日本の主権を損なうような取り決めがなされてきました。そのために、戦後から続くアンバランスが今も継続しています。そのアンバランスが国内に歪みを生んだり、国民の健康に関わったりするものなら、勇気を持って行動するべきです。

第3章

よしりんに訊く　上医の心得

健康を維持するためには

病気と免疫力、リスク因子のバランス

健康というものを考える時、病気を引き起こす原因物質……ここでは病原体としておきますが、その病原体と免疫力、病気を助長するリスク因子の三つのバランスを考える必要があります。これら三つを頂点とした三角形で考えることもできますし、リスク因子を支点にしたシーソーとして考えることもできます。

病原体の力と免疫力がほぼ同じ力、同じ重さで、リスク因子に偏りがなければ、シーソーは釣り合いが取れて、水平の状態になります。これが健康な状態です。病原体は

身体のあちこちで少々の悪さをしているとしても、それをいち早く免疫力で叩いて制圧するため、特段の病気には至りません。ですが免疫力が落ちていると、病原体を早期に抑えることができず、何らかの症状が表れてきます。これが病気の状態です。

また、病原体と免疫力のバランスがとれていても、リスク因子が正常ではない方向に偏ってしまうと、病原体の力が勝って、何らかの症状が表れてしまいます。これも病的な状態、というわけです。

さらに推し進めて考えると、免疫力の弱い人……高齢の方や持病をお持ちの方などは、リスク因子を正常な方向に引き寄せる必要があります。そうすれば、免疫力が弱くても病気をはねつけることができる。また健康な人でも、さらに免疫力を高めることができれば、リスク因子が危険な方向に偏ったとしても、そう簡単には病気にはならずに済みます。

病原体そのものは、私たち個人のレベルでどうこうできるものでもありません。ですが免疫力とリスク因子は、生活習慣などでコントロールが可能です。これら三つの要素のバランスをとることが、健康を考える上で大切なことです。

リスクを自ら引き寄せている現代人

ここに登場するリスク因子は実に多種多様で、数多く挙げられます。食生活を含めた生活習慣全体がそうですし、周囲の環境も大きな要素です。ですが、このリスク因子の個人差が大きくなったのは、せいぜいこの百年、二百年程度に起こったことで、昔は誰でもほぼ一緒でした。

たとえば江戸時代であれば、財力や身分に違いはあっても、みな同じような生活をしていました。平屋のかやぶき屋根の家に住み、晴れた日はニワトリの鳴き出す頃に起きて、食事は伝統的な和食。同じような服を着て、昼間は陽を浴び、風を受けて働く。日が暮れて暗くなったら眠る。その繰り返しです。リスク因子が悪い方向に偏ることがなく、しかもほとんどの人がそうした環境で暮らしていました。

ところが現代はまったく違います。気密性の高いマンション生活で、陽当たりも通風も、昔のように良くありません。朝になっても陽が入らない部屋であれば、そこにいる限り明かりをつけないと朝にならないのです。同じように、深夜までＰＣやスマホをいじっていますから、いつまで経っても夜になりません。

これはリスク因子を自ら悪化させていることにほかなりません。やがて不眠症になり「睡眠薬がほしい」と病院に行くことになるのですが、睡眠薬よりも生活習慣の改善をしないと、根本的な解決にならないのは、誰の目にも明らかでしょう。

現代人をむしばむ食の問題

また、これはいろいろなところで繰り返しお話ししていることですが、現代人の食生活は、あまりにも不自然で、危険に満ちています。美味しさ、手軽さ、便利さを追求するあまりに、食の本質を見落としています。身体の機能、中でも免疫力を維持し、活動するためのエネルギーを補給する食事が、逆に身体を傷つけ、壊していくものになりつつある。多くの現代人の食生活が、そうした方向に流れてしまっています。

私たちが食事を摂ると、それらは消化器官で消化吸収され、さまざまな形で代謝されていきます。そうして最終的には、活動や維持のエネルギー源となる物質に転換され、不要なものは水や二酸化炭素に転換して排出されます。栄養摂取のための、完全なエコシステムといえます。

ところが各種の加工食品、コンビニ食、インスタント食品ばかり食べていると、そうはいきません。これらの食品を身体の中で代謝すると、有害な物質ができてしまうのです。そしてその物質が、免疫力を下げたりガンを招いたりと、良からぬ悪さをするのです。

私が診察した患者さんの中に「ほぼコンビニ弁当で育った」という方がおられます。

当時三十代だったのですが、朝昼晩の食事をコンビニの弁当でまかなっていました。その方は、工場で作られたものが、いちばん安心して食べられると言うのです。製造過程で「人が触ったものだ」と考えただけで気持ちが悪く、食べられなくなるそうです。もちろん寿司屋はまず無理です。

「必要な栄養を摂るため」と考えてか、エナジードリンクや栄養ドリンク、各種のサプリをやたらと摂る人々も、その一歩手前にいるのかもしれません。いずれにしても、社会全体が病んでいるように感じます。

食事と水と空気が、人間のエネルギー源

健康な状態とは、病原体と免疫力、リスク因子のバランスを考えること。そして免疫力とリスク因子については、ある程度自分でコントロールできること。ここまでの

お話をご理解いただいたところで、では、具体的に何をすればいいのかということになりますが、これをひとことでいえば「自然であること」です。

野菜であれば自然農法で作られたものを食べる。陽の光を浴びて育った作物を食べる。朝は決まった時間に起き、夜も決まった時間に眠る。医者もサプリも睡眠薬も不要です。自然に還り、自然のサイクルでの暮らしを心がけることが、健康への第一歩です。余計なことは何もしなくて構いません。

とはいえ、現代ではそうした自然な暮らしが難しいのも確かです。スマホは手放せませんし、仕事中の多くの時間を、ＰＣ画面を見つめて過ごす、という人は多数に上るでしょう。ですから、いきなり生活を変える必要はありません。できる範囲で始めれば良いのです。

食事にしても同様で、あまりに神経質になってしまうと、かえってストレスになりかねません。ですが本書のあちこちでお話ししているように、遠ざけたい食品というのは、やはりあります。買い物の際に成分表示をチェックして、「ちょっと怪しいな」

と思ったらやめておく。こうしたところから始めれば良いでしょう。普段から気をつけておけば、やがて自然と危険なものを避けられるようになるはずです。

私たちは身体を維持し、身体の機能を保ちながら、何十年と生きてきました。そのエネルギーの源はガソリンでも電力でもなく、食事です。日々の食事と水と空気、これだけを頼りに私たちは生き続けてきましたし、これからも生き続けていくのです。そう考えるだけで、自分が食べているものにもっと関心を持てると思うのですが、いかがでしょうか。

食生活をどのように整えるか

伝統的な和食が第一

食事が大切だという話をしましたが、では食生活をどのように整えていけば良いのでしょうか。実は答は簡単で、結論から言えば我々日本人にとっては「伝統的な和食を軸にすること」、これに尽きます。

ここ十年ほどでしょうか、食事が健康に与える影響について関心を持つ人が増え、その結果「健康的な食事」が注目されるようになってきました。これ自体は良い傾向だと思っています。ですが私からすると、少々空回りというか、本質とは違うところに注力しているような感があります。

酵素が良いとか生食が良いとか、マクロビ食だヴィーガン食だと、まるで流行のようにさまざまな食のスタイルが提案され、もてはやされています。調理法にしても材料をミキサーで混ぜて一日に何回飲むのが良い……という具合に、なかなか手間がかかるようです。

ですが、本質はそこではありません。私が「和食が良い」という理由というか根拠は、私たちが日本人だからです。日本の気候風土の中で生き続けてきた私たち日本人だからこそ、その風土の中から生まれた伝統的な和食が、最も身体に合い、無理なく栄養を摂れる食事なのです。

マクロビ食もヴィーガン食も、それぞれに長所はあるでしょう。ですがガソリンエンジンに軽油を入れたら、エンジンが壊れてしまいます。そもそもガソリンエンジンは、軽油を使うようにできていないからです。人間の身体も同じこと。私たち日本人は長い時間をかけて、和食がいちばん効率良く栄養摂取できるような仕組みに、できあがっているのです。

気候風土に根ざして生まれた伝統食

日本に定住した最初の日本人は、おそらく縄文人だと思われますが、この人々のルーツについては、現在研究が進められていることもあって、まだ確定的な定説には至っていません。ただいろいろな研究・分析の結果からすると、遠いルーツは古いユダヤ系の人たちだろうと私は見ています。いずれにしても六十万年前から三十万年前頃、彼らは日本に住み着き、そこへ南北からの流入もあって、混血を重ねながら定住していました。

ここで重要なのは民族的なことではなく、彼らが日本の気候風土の中で「どれほどの期間、暮らしてきたのか」ということです。特定の気候のもとで暮らす期間が長ければ長いほど、その土地の環境……気候や食物も含めてですが、その環境に適応していくからです。

日本には各地に貝塚というものがあります。今でいえばゴミ捨て場のようなものですが、ここを調べれば、当時の人々が何を食べていたかが分かります。これまでの調査では、貝類、魚、それに昆布の茎などが見つかっていますから、早い時期から海藻も食べていたのでしょう。あとは栗や柿、それに粟《あわ》や稗《ひえ》などの雑穀も食べていたようです。海辺で採取しやすかった貝と海藻、それと野山に自生していた果物と雑穀が中心だったのでしょう。

これが中央アジアから東ヨーロッパにかけて、つまりカスピ海周辺で暮らした人々となると、かなり様子が違います。彼らはヨーロッパの民族の起源となった人々ですが、乾燥した気候のために、採取できるのはブドウやオリーブくらい。家畜として飼えるのは羊くらいだったでしょうから、摂取できるたんぱく質は羊肉と羊乳が基本だったでしょう。炭水化物としては、小麦がギリギリ採れたでしょうか。それでもそうした食材で、環境に適応しながら生き続けました。

このように、人間が食べられる食材というのは、地域の気候風土によって大きく異なります。そしてその地域で数百年、数千年と暮らしていくうちに、やがて人間のほうが、その環境や食生活に適応するように変化していきます。こうして世界中の多くの地域で、そこに暮らす人々ならではの「伝統食」が生まれていくのです。

伝統食が身体に良い理由

「海苔を分解できる酵素を体内に持つのは、日本人だけ」という話は、多くの方がご存じでしょう。実際にはこれは生海苔に限っての話であり、フランスの研究グループが二〇一〇年に発表した研究結果のひとつです。それでも、生海苔の分解酵素を日本人が持っていて欧米人は持っていないということは、日本人が長らく海藻を食べてきたことと深い関係があるはずです。これは日本人だけでなく、世界の人々に当てはまることです。どの地域に住んでいても、その地域の伝統食が最も身体に合い、健康を保つために役立つはずです。

ですから日本人の場合、米と魚介類、畑の野菜、キノコや山菜、ワカメなどの海藻、味噌・醤油や漬物などの発酵食品、あとは時々獲れる猪肉などの動物性たんぱくを食べていれば、それで十分なのです。ですが、この食生活を欧米人が真似すると、魚の金属蓄積によって病気になる可能性が高いのです。なぜ日本人は大丈夫なのかといえば、長年の食習慣によって、魚に蓄積されている重金属への耐性が強いためです。逆に日本人は欧米人が常食する小麦には弱く、摂りすぎるとガンを発症するリスクが高まります。

つまり日本人も欧米人も、その地域の伝統食を摂ることが、いちばんんなのです。となると私たち日本人が摂るべき食事は、伝統的な和食、ということになります。

子どもの頃からハンバーグやパスタ、唐揚げやオムライスだけで育ってきた若い人たちにとっては、和食といってもよく分からないのかもしれません。あるいは、料亭や割烹で出されるようなものを想像してしまうのかもしれません。ですが、そんな大層なものでなくて良いのです。煮物、煮魚、焼き魚。その程度のもので十分です。

時代でいうならば、おそらく昭和四十年代頃までタイムリープする感覚で良いと思います。その頃はまだコンビニはなく、ファストフードチェーンもほとんどなかった頃です。もちろん欧米風のメニューは食卓に上っていましたし、時代背景としてそれより前はたんぱく質が不足していました。ですから、ご飯と味噌汁に煮物や焼き魚、漬物といった組み合わせを基本にして、たまにはハンバーグや玉子焼きも食べる。そんなイメージで良いと思います。塩分がどれくらいでカルシウムが何グラムで……などと、細かいところまで気にする必要はありません。「和食が主軸」としておけば、それでおおよそ大丈夫です。食生活を数十年分、巻き戻すだけで、日本人はもっと健康になれるのです。

断捨離ができない日本人

創意工夫に加えてもうひとつ、日本人の気質が表れているのが「断捨離ができない」という点でしょう。この「もったいない精神」は美点でもあるのですが、場合によってはマイナスにも働いてしまいます。

もともと日本は小さな島国で、石油などの化石資源に乏しく、自然災害の多い国です。ものを大切にし、他人と協力しなければ、生きていけませんでした。ですから「物を捨てる」ということが、なかなかできません。

食べ物となると、なおさらです。戦後の高度経済成長より前の、物の少なかった時代を知っている人々にとっては、食材を捨てる、無駄にするということに、大きな罪悪感を感じていたはずです。ですからお中元やお歳暮などでいただくお菓子でもケーキでも、無駄にするくらいなら無理をしてでも食べてしまおう、ということになります。七十代、八十代の方々が、です。結果、糖分や乳製品の摂りすぎで、身体を壊してしまいます。食べ慣れないものを食べてお腹を下した、という程度なら良いのですが、何度も言うように、食べるものによっては身体に対して毒になりますし、ガンを助長する作用もあります。

これはお年寄りから聞いた話ですが、昔はお中元やお歳暮には、自分の田畑で作った農作物や、自家製のぬか漬けや味噌を贈り合ったそうです。もちろん、すべての家々がそうだったわけではないでしょうが、少なくとも「買ってきたものを贈る」ということは、少なかったのではないでしょうか。確かに「手ずから丹精込めたものをお贈りする」というほうが、日本人の気質に合っているようにも思えます。

ですが、このカルチャーは戦後に崩れ去ってしまいました。占領軍によって崩された、と言って過言ではありません。

私が子どもの頃は、大人たちはよくタバコやお酒をお礼や手土産にしていました。子どもが多い家庭であれば、クッキーやカステラなどを贈っていたのかもしれませんが、私にはそうした記憶がありません。だいたい、そうしたものがまだ身のまわりに多くはなかった時代です。駄菓子屋さんのお菓子にしても、酢昆布や梅干し、リンゴ飴といったところでした。家庭によって違っただろうとは思いますが、小麦粉をふんだんに使ったお菓子やケーキなどは、現在のように日常的に食べられていたわけではありませんでした。こうした変化が、さまざまな病気……ことにガンを増やしていく要因になったのだろうと私は考えています。

あらためて見直したい「医食同源」の意味

これは実際に私が経験したことです。一月に、ある方から「家族三人が、早くも花粉症の兆候が出てきたので、診療の予約をしたい」と、ご連絡をいただきました。あいにく予約が立て込んでいて、来院いただくのが三月までずれこんでしまった。まあそれは仕方ない、では三月に伺います……ということで、その時は終わったのです。

ところがその方は予約を入れた直後に、私のユーチューブの番組をご覧になったそうで、一家揃って小麦を完全に絶ったそうです。するとすぐに結果が表れたらしく、予約日に来院された時には、すっかり花粉症が治っていたのです。三十代のお父さんと、六歳と八歳のお子さん二人、もう鼻づまりも何もありません。もののふた月ほどの間にです。

「医食同源」とは中国の言葉ですが、それともうひとつ、「食で治せない病気は、医者も治せない」という言葉もあります。適切な食事はそれ自体が、身体のバランスを整える治療でもある。食事とは、それほど重要なものなのです。

ただ、身体のバランスを整えていく段階で、体内に溜まった不要物……毒素と言っても良いと思いますが、これを体外に排出する必要があります。この場合、毒素の捨て場所としては、髪と皮膚、あるいは腸管の三ヶ所しかありません。ですから髪がパサついたり抜けたり、肌に湿疹ができたり、下痢をしたりします。ですがそれは、身体がバランスを取り戻すプロセスのひとつ。そのことは、知っておいたほうが良いでしょう。

偉大な歴史学者であるアーノルド・J・トインビーは「民族の歴史を忘れた国は百年で滅びる」という言葉を残しています。私はこの言葉が現在の日本で、現実のものになりつつあることを非常に恐れています。

日本の場合、戦後GHQが大々的に食文化の変更を図り、小麦食が根付いた反面、歴史そのものであるはずの伝統的食文化は、脇に追いやられていきました。さらに収穫に感謝する神事である新嘗祭《にいなめさい》は、こちらも戦後、GHQによって「勤労感謝の日」に取って代わられてしまいました。こうして日本人の食文化の中から、歴史や伝統がどんどん消え去っているのです。

では、私たちの食文化に歴史と伝統を取り戻すためには、どうすれば良いでしょうか？

面倒なことは何もありません。各家庭でお米をとぎ、炊くことです。伝統的な食事を摂ることです。難しいことは何もありません。現代の食生活が日本人の伝統からいかに遠いものであるかを知り、それがどのような不具合を引き起こすのかを学べば、最上です。そこまでしなくても、ただ原点に戻ればそれで良いのです。失われつつある「日本の食事」を再現し実践すれば、多くの人々が血眼になって追い求めている健康というものが、向こうから訪れてくるはずです。

西洋医学以外の医学を知る大切さ

西洋薬と漢方薬

西洋薬は病気によるさまざまな症状を分析し、人体の中でどのような現象が起こっているかを生化学的に明らかにし、その上でその症状を改善するにはどんな物質が必要なのかを解き明かし、その成分を化学的に精製します。ですから西洋薬の多くはひとつの成分で構成され、ひとつの症状に対してひとつの薬効を使い、特定の症状に対して強力な生理作用を表します。これが西洋医学における薬理学です。

一方の漢方薬は、食品として利用されることもある、天然の生薬です。この時点ですでに多くの成分を含んでおり、さらに複数の生薬を組み合わせて処方されますから、実に多種多様な成分が含まれていることになります。もともとが自然のものですから、身体に優しいということはありますが、含有成分が多いため、何が何に効いているのか分からない、という複雑系です。ですから漢方薬の薬理作用は、西洋医学における薬理学では説明がつけられないのです。

私の母は薬剤師で、すでに高齢ではあるのですが、私が生まれる前の若い頃、漢方薬の成分を研究していたそうです。クロマトグラフィーという分析機器を使って、多くの漢方薬を分析し、どの薬にはどんな成分が含まれているのかを明らかにしていきました。

こうした話の中でよく知られたものが、麻黄湯《まおうとう》から生まれたエフェドリンです。麻黄湯はその名の通り麻黄という生薬を中心に処方されたもの。その麻黄から有効成分を抽出したものがエフェドリンです。

エフェドリンは気管支を広げて鼻粘膜の充血を鎮める効果があるため、当初から喘息の薬として使われてきました。麻黄湯も、風邪のひきはじめの咳や、気管支炎、鼻づまりなどに効果を表します。

ここで多くの人々が抱くであろう疑問が「では、麻黄湯とエフェドリン、どちらが効果があるのか」ということでしょう。

これは、実は麻黄湯のほうが効くのです。効くというより「効果の幅が広い」と言ったほうが良いかもしれません。エフェドリンには解熱作用もありますが、麻黄湯には抗ウイルス効果があり、免疫活性を高める作用も持ちます。単に特定の症状を抑えるだけではなく、それと関連するいくつもの効能を発揮してくれるのです。つまり漢方薬はコーヒーやワインでいうところの「雑味成分」が、幅広い効能を支えているというわけです。

医学を超えた医学という視点

当然といえば当然なのですが、ほとんどの医者にとって、医学というのは学校で習ったものの範囲に留まっています。そこには、私が口にする波動医療や量子医学はもちろん存在しません。ですから彼らにとっては、私はインチキ医者扱いです。数千年の経験知の結晶である漢方でさえも、「漢方薬なんて、何が入っているか分からない」などと、邪険な扱いを受けたりもします。それは現在の医学教育を考えれば、ある程度は仕方ないことかもしれません。ですが現在の医学の範疇《はんちゅう》に収まらない医学、さらには医療をとらえる別の視点というものの存在を、確たる論拠もなく頭から否定するというのは、好ましいことではありません。

たとえば先ほどの麻黄湯の話ですが、麻黄湯の周波数を測定し、これをごく普通の水に転写します。この水を内服したり点滴したりすると、麻黄湯と同じような効果を発揮します。これは本書でもお話しした波動医療の一端なのですが、このことを理解できる医師は、残念ながら多くはいません。これは現在の医学教育に、量子物理学やその中の一つの学問である量子力学が含まれていないことがその理由です。

ですが量子力学は明らかに、医学や生物学と密接に関わっています。それを端的に表しているのが宇宙医学、あるいは重力医学生物学という分野です。

地上で生活していると、重力はあるのが当たり前ですから、医学上で考慮されることはほとんどありません。しかし宇宙の無重力空間、それも宇宙ステーションでの長期滞在となると、無重力環境での生活が長くなりますから、身体にさまざまな変調が起こります。また生物の成長や活動にも、地上では見られないような変化が起こります。こうしたことを探究するのが、これらの学問です。よく、宇宙ロケットが「宇宙に昆虫を持っていった」ということがニュースになりますが、それは重力医学生物学の研究のためです。

この分野では、地上では起こらないさまざまな現象を目にすることができます。たとえばカエルの卵を授精させると、地上ではやがて孵化《ふか》してオタマジャクシになりますが、無重力の宇宙ではただの肉塊になるだけです。授精しても延々と細胞分裂を繰り返し、ガン細胞のようになります。ところが円形の水槽に入れ、それを回転させて一Gの重力をかけると、ちゃんと孵化してオタマジャクシに成長します。

また、これは地上での話ですが、カエルの卵は受精すると、最初に縦に割れ目が入ります。つまり最初の細胞分裂ですが、この割れ目は必ず南北方向に入るのです。どの卵も揃えたように、南北方向に沿って割れ目が入ります。そして細胞分裂が続き、やがて頭と尻尾ができていきますが、北側が必ず頭になり、南側が尻尾になります。受精卵の細胞分裂はBMPというホルモンによって誘導されますが、ここでどちらを頭にするかは、重力の作用によって決まっているようです。

私たち人間もさまざまな面で、さまざまな生命現象が重力や電磁波の影響を受けています。女性の月経周期と月の満ち欠け（公転周期）が二九・五日で一致するのも、月と地球と太陽の重力変化の周期を、脳の松果体というレセプターが重力と電磁波、つまり電流に転換し、この電気信号を脳下垂体で各種ホルモンに転換しているからなのです。このことは、宇宙医学や重力医学生物学の分野で、明らかにされていくでしょう。それは、現在では十分に理解されていない波動医療や量子医学が、注目される端緒になるかもしれません。……あくまでも、私の希望的観測ではありますが。

ワクチンについて考える

ワクチンとは何か

ワクチンというのは、一般的に何かしらの病原体、たいていはウイルスですが、この病原体の毒性を弱めた、あるいは無力化した抗原を指します。これを体内に入れると、免疫システムが異物と見なして、病原体に対する免疫ができます。そして次に本物の病原体が入ってきた時に速やかに攻撃を加え、大事に至る前に排除する……という仕組みです。

ワクチンの原型は、歴史上では十八世紀末に、イギリスの医師ジェンナーが行った牛痘だとされています。ジェンナーが生きていた時代は、天然痘の流行がしばしば起こっていました。ところが当時、牛の乳搾りをしていて、牛痘《ぎゅうとう》……これは牛の天然痘ですが、この牛痘に感染した人は、人間の天然痘にはかからない、という俗説があったのです。牛痘は人間にも感染しますが、天然痘と比べると症状ははるかに軽く、死亡率も低い。もしもこの話が本当なら、あらかじめ牛痘にかかっておけば、天然痘を予防できるのではないか。ジェンナーは、こう考えたようです。

そこでジェンナーは八歳の少年を被験者にして、まず彼に牛痘を接種。直後に少年は少々の発熱や不快感を訴えましたが、それ以上の大事になることはありませんでした。そして一ヶ月半ほど過ぎた頃、今度は天然痘を接種しましたが、少年は天然痘を発症することなく、無事でした。これがワクチンの始まり、とされています。

ジェンナーの時代には顕微鏡はあったものの倍率は低く、ゾウリムシなどの単細胞生物を観察できる程度。細菌を観察できる顕微鏡が登場し、一般に普及するのは、もっと後の時代……北里柴三郎や野口英世が活躍した頃のことです。天然痘を引き起こすのは細菌よりもさらに小さなウイルスですから、ジェンナーはその存在どころか概念すらも、理解していなかったはずです。つまりジェンナーは理論的根拠もない単なる俗説を頼りに、少年の命が懸かった人体実験を行ったということになります。

現代では考えられない暴挙ですが、当時は周期的に襲ってくる疫病に対して、まだ医学の力が十分でなかった時代です。「恐ろしい疫病の治療のためなら、少々の犠牲はやむを得ない」という暗黙の了解が、人々の間にも根強かったのでしょう。

スペイン風邪から生まれた、標準的ワクチン療法

二十世紀に入って早々に猛威を振るったのが、いわゆるスペイン風邪です。これは一九一八年頃から大流行したインフルエンザで、世界中で暴れ回りました。当時は第一次世界大戦の末期で、兵士の間で感染が拡大すれば、軍事作戦に大きな影響が出

ます。早期に終息させるべく、各国が治療法の研究開発に力を注ぎますが、さすがにジェンナーの時代のような無茶はできません。ですがアメリカ軍では、罹患した患者の唾液や血液などを、ワクチンによる予防処置として注射していました。まさに人体実験ですが、これが奏功したらしく、一定の効果が見られたのです。

ところがこの処置を行っても、罹患して亡くなる人が一定数いました。その違いがどこにあるかというと、体力の強弱です。兵士のように健康で、体力のある人に注射すれば、スペイン風邪にかからずに済む。でも体力が衰えて弱った人に接種しても効果が弱く、感染・重症化を経て亡くなってしまうことがある。これはつまり、ワクチンより先に免疫力を高めるのが不可欠だということです。これは非常に重要な事実でした。

ですがここで、ワクチンを効率的に大量生産する方法が開発されます。鶏卵法というもので、有精卵にウイルスを植え付け、増殖したところで取り出して不活性化し、生ワクチンを作る。さらに補助剤を加えて、ワクチン効果を強化し、長持ちさせる。

こうして作ったワクチンを、一定の期間を置いて、二回、三回と注射する、というものです。この手法は、その後のワクチン療法のスタンダードとして、定着していくことになります。

上下水道の整備が、人々の健康を守る

インフルエンザウイルスからワクチンを作り、健康な人に接種する。この手法には、実は確実なエビデンスがありません。信頼できる比較対照研究の結果が、論文として残っていないのです。

比較対象研究を行うには、ある程度の規模の二つのグループを用意し、治療するグループと治療しないグループに分け、一定の観察期間の中でどのような出来事があり、どのような変化が起こったかを調査しなくてはなりません。しかしインフルエンザの

場合、ワクチン接種をしなくても、自然免疫を獲得するケースがありますし、ワクチン接種をしても早期に効力が薄れ、感染・発症することもあります。

他の疾病には、こうした研究結果がずいぶん残されています。たとえば麻疹《ましん》は、一九五〇年代から麻疹ワクチンが使われ始め、その後の患者数は減少しています。百日咳《ひゃくにちぜき》ワクチンも一九五〇年代から使われるようになり、やはり患者数は減少し続けていきました……と、多くの場合はこのように宣伝されます。

ですが麻疹は一九五〇年代以前から減少傾向にある疾病でしたし、百日咳も同様です。もともと減りつつある疾病でしたから「ワクチンで劇的に減少した」とはいえないのです。ちなみに結核や猩紅熱《しょうこうねつ》の患者数も、同じような減少傾向をたどっています。これらの疾病がほぼ同時期に、同じように減少しているのはなぜなのでしょうか？　集団免疫の獲得という解釈もありますが、現実的ではありません。なぜ患者数が減ったのかといえば、上下水道の普及と奴隷制度の廃止により、公衆衛生が向上したからです。これら二つと並行して、患者数が減少しているのです。

上下水道の整備によって安全な水を十分に供給し、汚れた排水は速やかに押し流す。この環境を整えておけば、菌やウイルスとの接触を大きく抑制できます。たまたま体内に潜り込まれても、健康な免疫力があれば、撃退できてしまう。これは治療以前の、健康の基本です。

二〇一九年に亡くなられた中村哲医師は、アフガニスタンで自ら井戸を掘り、重機を運転して用水路を拓きました。安全な飲料水と十分な食料を得ることが、治療以前に重要だということを、十二分に理解しておられたからでしょう。

また一八〇〇年代から一九〇〇年代前半にかけて、白人でも借金が返せないと奴隷として借金の肩代わりに炭鉱などで働かされていたのです。衛生環境は劣悪で牢屋に閉じ込められ、トイレもなく垂れ流しの状況でした。人権という考えが広まり、欧米各国が奴隷制度を廃止したことで、公衆衛生が向上したことも、感染患者が減少した大きな因子です。

免疫力こそが、治療以前に必要なもの

スペイン風邪の際にアメリカ軍が行った人体実験の結果、麻疹や百日咳、結核や猩紅熱といった疾病の減少。これらの事実から、各種の疾病に対抗するには、免疫力を高めることが最優先事項だということが分かります。それには、安全な水と十分な食料が必要だということは、中村医師の活動にも表れています。

現在の日本では、高度な上下水道システムによって、飲料水の安全性が確保されています。さらに広い範囲で見ても、公衆衛生状態は大きく改善されました。一九七〇年代には連日、光化学スモッグ注意報が出され、大気汚染が深刻な社会問題になっていましたし、有害な工場排水や不十分な汚水処理による河川や海の汚染も、大きな問題でした。ですがそうした諸問題は、完全ではないにしろ、十分に解決できています。となれば、残る懸案事項は食品だけなのです。そしてこれこそが、スペイン風邪と同じく猛威を振るう、コロナウイルスに対抗する有力な手段なのです。

交通事故で頭を打った、階段から転げ落ちて足が折れた。こうした障害には、西洋医学が必要です。漢方薬や食事療法で治す、というわけにはいきません。ですが慢性疾患に対しては、治療よりも先に考えるべきは免疫力の増強です。体力が衰え、免疫力が落ちている身体に、精製された化学薬品を投入することが、良いはずはありません。生体の生理反応だけを見れば正解なのかもしれませんが、生きている人間に対する処置として見れば、論理的にもおかしなものです。衰えた体力をますます萎《な》えさせ、弱った免疫力をさらに抑え込むようなものだからです。

以前、ある地域にあった病院が何かの理由で廃院になったところ、その地域の住人の平均寿命が延びた、という話を聞いたことがあります。北海道の夕張市と長野県の佐久市で、そうしたことがありました。病院がなくなったら、病人が少なくなり、結果として寿命が延びた。なぜそうなるのかは、いろいろ考えることができます。「近くに病院がない」という現実に、「病気になったらたいへんだ」という意識が働き、防衛反応として免疫力が強化されたのか。化学薬品を身体に入れることがなくなったことで、自然由来の免疫力が高まったのか。いずれにしても、医療による過剰な介入がなくなったことで、免疫力が向上したことは、間違いのないことでしょう。

現代の医療業界の「希望」とは何なのか

私は医療を担うドクターであり、精神科病院の理事長や、一般病院の理事長を務めた者ではありますが、日本には医師が多すぎると思っています。医師が多いから病院も多く、それぞれの病院が経営を成り立たせるために、患者さんに過剰な介入を続ける、そうすれば売り上げは立ちますから、病院経営という視点から見れば、正しいやり方です。ですが過剰な介入によって人々の免疫力が抑えられているとしたら、それは正しいとは言えません。免疫力の低い小児や高齢者をケアする医療施設は必要ですが、十分な免疫力を持った健康な人々に対しては、必要以上の医療介入をすべきではないと思っています。それでも多くの病院は、患者さんへの介入を続けます。

また医療業界は、自分たちの利益を確保したがる一方、不利な状況からは逃れようとします。たとえば、今回のコロナ禍でワクチン接種を受けた人の中には、容態が急変して亡くなった人もいます。その人数は正確にカウントされていますが、それは「ワクチン接種から二日以内に死亡した場合」に限られています。これは「二日間ルール」と呼ばれていますが、接種から三日目以降の死亡であれば、ワクチン接種との関連性はない、ということにされます。この「二日間」を、たとえば接種から一ヶ月程度に延長したら、「ワクチン接種と関連すると考えられる死者数」は、どれほどの人数になるでしょうか。

業界は業界の名誉を守り、利権を守るために動きます。時に公権力まで利用して、自分たちを守ろうとします。そこに大きな利益があると見れば、強引な手を使ってでも、取りに行こうとします。

十八世紀、イギリスのジェンナーは何の根拠もないまま、俗説だけを頼りに、八歳の少年に牛痘を接種しました。現在では考えられない暴挙ですが、そこには「たとえ犠牲が出ることになっても、疫病の猛威を防げるならば」という大きな希望があったはずです。

その行動は現在、まったく違う形で、別の者たちの手によって、まったく異なる希望のもとに、暴挙として繰り返されている。私にはそう思えます。

精神疾患を取りまく、さまざまな問題点

「不治の病」だった精神疾患

十年ほど前のことですが、私は二年半くらい、東京近郊の精神科病院で、理事長を務めていました。その頃のことを思い出しつつ、精神疾患を取りまく状況や課題について、お話ししたいと思います。

今でこそ精神科医療は大きな進歩を果たしましたが、その足がかりとなったのは、やはり戦争です。大東亜戦争、朝鮮戦争、ベトナム戦争と「戦争の時代」のただ中にあったアメリカでは、戦地の兵士や帰還兵のケアに関して、さまざまな研究がなされ

ていました。

戦争というのは、人と人との殺し合いです。当時は現在のような遠隔操作や無人兵器などありません。それこそ目の前で、毎日のように「やるかやられるか」を繰り返すわけです。敵の銃弾や砲弾に怯えて夜も眠れない。あるいは逆に、無抵抗の人々に対してまでも暴行や虐殺を繰り返す。そんなことを続けていれば、精神に異常をきたすのは当たり前です。

そこでアメリカの医師たちは、まず精神を病んだ帰還兵たちを症状ごとに分類し、細かく観察しながら、投薬治療を始めました。半ば実験ではありますが、回数を重ねていくうちに少しずつ、精神疾患の病態や効果的な薬剤、治療というものが見えてきました。この積み重ねによって、アメリカでの精神治療は大きく前進しました。

一方の日本では精神科医療はかなり立ち遅れており、結核やハンセン病などと同じく、隔離政策がとられていました。精神科病院が東京近郊に数多く建てられ、患者さんはみな、そこに押し込められていたのです。

終戦後の日本は、とにかく国の形を整えて人々の暮らしを安定させるのが第一だったでしょうから、福祉行政など二の次です。精神科医療まで、とても手が回らなかったのでしょう。患者さんは柵で囲まれた農場のような病院で、ただ日々を過ごすばかりでした。

「病院」とは言いますが、当時のいわゆる「精神病院」は、現在の精神科病院とはかなりおもむきが違います。そもそも医療法人ではなく、社会福祉法人の区分になります。治療するための医療機関ではなく、「頭のおかしな人たちが、亡くなるまで暮らす場所」だったのです。おそらくそれが、一般の人々の認識でしたし、現実もさほど遠くないものだったでしょう。

さまざまな精神疾患の中で、たとえば「うつ」などは現在では認知が広がり、一般の理解も進んでいます。ですが当時は精神疾患そのものが「治らない病気」でしたし、どんな病気なのかも、よく分かっていませんでした。医師ですら分からないのですから、一般の人に分かるはずがありません。分からないから不安を感じ、精神病の患者と見れば「恐ろしいから近づくな」という意識が働きます。人混みでも電車の中でも、何やら一人でぶつぶつ言っている、突然奇声を発する、挙動がおかしい……こんな人物がいれば、スッと人々が離れていく。付き添うご家族も何も言えず、周囲の冷淡さに耐えるばかりだったでしょう。そんな時代だったのです。

その後の世界では、精神医療は大きく変化していきました。精神科の患者さんを「隔離・収容する」という政策を見直す動きが起こり、イタリアでは一九七八年、いわゆる「バザーリア法」によって、精神科病院の廃止が決まり、時間はかかったものの、二十世紀の末にはイタリア全土で精神科病院が閉鎖されました。もちろん精神科の医師はいますし、総合病院に精神科はあります。ですが、それまで隔離収容施設として機能していた「精神病院」はなくなり、患者さんは地域が支える、という形ができあがっていきました。アメリカでも、似たような状況だったはずです。

少しずつ変わっていく医療行政

話を戻して、私が精神科病院の理事長に就任した理由は、簡単にいえば前オーナー企業による放漫経営です。そこはもともと九州の法人だったのですが、東京に進出して、福祉事業を手がけ始めました。ですが下世話な話になりますが、社会福祉法人というのは税金面でかなり優遇されています。ですから不心得者の手にかかれば、かなり儲けることができるわけです。この病院のオーナー企業も、そうした不心得者のたぐいでした。結果、あれこれの不正やら何やらが表沙汰になり、経営から手を引いて、私にお呼びがかかったという流れです。

その頃、その病院はかなり荒れ果てた状況でした。敷地内は樹木の剪定もせず、うっそうとした雰囲気で、近隣の方々からは「お化け屋敷」と呼ばれる始末。建物はあちこちが傷み、院内も汚れていました。院内の環境に、手間もお金もかけてこなかったことが、ひと目で分かります。おそらくは「病床制限」をきっかけに、病院の管理体制がしわ寄せを受けたのでしょう。

イタリアやアメリカと比べて、かなり立ち遅れていた日本ですが、さすがに時代とともに少しずつ変化が起こってきます。そのひとつが病床制限です。

日本は世界的に見ても精神科病院が多く（二〇二一年公表の数値では日本の精神科病院数は千五十三施設、入院患者数三〇・二万人、外来患者数は三八九・一万人）、入院患者数も断トツです（二〇一八年の数値では日本の精神科病院の病棟は三十二万五千床、千人あたりの病床は二・六床。ＯＥＣＤでは〇・七床で、日本はＯＥＣＤよりも三・五倍も病床が多い）。これは過去の隔離収容生活が招いた結果ですが、そこには莫大な医療費が流れ込みます。この仕組みが、良からぬ者たちにとっては実に美味しいシステムだったのです。入院患者さんが多ければ多いほど、公金が流れ込んできますし、患者さんが生活保護を受けていれば、取りっぱぐれがありません。

しかし時代とともに、医療行政は隔離収容のための「閉鎖型病棟」から、自由に出入りできる「開放型病棟」への転換を図ります。つまり患者さんを入院状態で拘束するのではなく、通院治療を受けられるようにする、ということです。

そこにさらに、病床制限が加わります。これは病院の規模に応じて、精神科の病床数に制限をかけるというものです。このルールに従えば、入院患者を減らすことになります。

もちろん、入院中の患者さんを今すぐ追い出せ、というわけではありません。それに、それまでの隔離政策によって、すでに二十年、三十年と入院し続けているお年寄りもいます。皆さん八十代、九十代です。たとえ精神を患っていなくても、これから世間に出て暮らしていくなんてことはできません。ですから入院患者さんがどんどん減っていくわけではありません。ですが新規の入院者数は絞っていくことになりますから、先々、入院患者さんが減っていくことは間違いありません。

病院側は入院患者数を増やして「手堅く儲けよう」としますし、医療費の増大に悩む行政側は「入院患者が減れば、医療費も減るだろう」と考える。私からすると、どっちもどっちに思えるところではあります。

ともあれ、病床制限は実施されました。こうなると病院側としては、病院の改築がしにくくなります。改築するとなると、行政に届け出をし、その結果「病床を減らしなさい」ということになるからです。だから古い建物をろくろく修繕もせず、使い続けるのです。

理事長としてやることはあれこれありますが、まずは環境から整えなくてはなりません。そこで私は当時の市長にお会いし、協力を取りつけることにしました。最初はお互いの考えがなかなか理解し合えず、その日は物別れに終わってしまったのですが、私が実力行使とばかりに、その日のうちに業者を手配して、荒れていた病院の樹木から雑草から、すべてきれいに刈ってしまったのです。それを知って、私の本気度をくみ取っていただけたのでしょう。その後はきわめて協力的に、お手伝いをいただくことができました。

市長の協力とともに力になったのは、在籍するドクターたちのレベルアップです。これは、他の医療機関の協力をいただくことで、実現しました。

東京・小平市には「国立精神・神経医療研究センター（NCNP）」という施設があります。ここは脳の病と心の病……つまり、神経疾患と精神疾患の両方を手がける研究機関で、もちろん病院も併設されています。このような施設は、世界にも類を見ないのではないでしょうか。おそらく、唯一のものだと思います。

これは業界の内輪話になりますが、精神科と脳外科というのは、実は仲が悪いのです。薬で治すか、外科的に治すかというアプローチの違いによるものかもしれません。しかし脳と心は密接な関係にありますし、脳の生理作用と精神的な変化には、深い関連があるはずです。それを思えば、脳と心の両方を扱う医療機関というのは、実に合理的な存在です。

私は病院の環境整備を進めるとともに、精神科の医師たちに、このNCNPで研修を受けてもらうことを考えました。精神科の知識と臨床だけでなく、脳疾患についても理解を深める必要があると感じたからです。そうでないと、脳の障害による認知症などの治療ができません。先方に問い合わせたところ、意外なほどにすんなりとOK

をいただき、病院の治療レベルは少しずつですが、確実に向上していきました。

わずか二年半ほどの間でしたが、その病院ではいろいろなことを経験しました。近況報告会や勉強会、経営会議などを頻繁にこなし、雑草が伸びてくれば草刈りもする。その後はある法人に売却し、私も理事長職から離れましたが、精神医療の分野は、行政側にも医療側にも、解決しなくてはならない課題が数多く残っていると思っています。

薬漬けの状況を避けるには

精神科の分野では、病気といえる状態なのかどうかの見きわめがとても重要で、しかも難しいものだと思います。骨折や創傷のように目に見える異状があるわけでもなく、画像検査で分かるものでもありません。統合失調症のように先天性の要素がある精神疾患もありますが、「うつ」などは、さまざまな自覚症状がどれほどあるかを積み重ねて、医師が判断する、という具合です。現代西洋医学の内科系・外科系医学が、EBM（Evidence-based medicine）という、統計学を中心とした科学思想に基づいているのに対し、精神科はNBM（Narrative-based medicine）という、問診から得られた患者のストーリーに基づく医療を行います。

夜になっても眠れない、いつも気分が沈んでいる、朝になっても会社に行きたくない。こうした自覚症状が並んでいても、だからといって病気なのかどうかは分かりません。ここは医師が慎重に判断しなくてはならない部分です。

ところが、先ほどの病院経営のように、医師免許を持つ良からぬ者の手で、簡単に診断が下され、手軽に薬が処方されていきます。そして本来なら通院治療で済むところを、右から左で半ば無理やり入院措置がとられてしまう。

本当に入院治療が必要な患者さんも数多くいる、それは事実です。しかしそうではない人々まで入院させられ、やがて薬漬けになっていく。その結果、そもそも病人なのかどうかも曖昧な人たちが、本当の精神疾患を患ってしまう。つまり、精神疾患が医療側によって作られていく、というわけです。

このような話は、氷山の一角です。いわゆる医療利権、既得権益に斬り込まないことには、この問題は改善できませんし、残念ながら少数の医師たちの力でどうこうできるものでもないのです。しかし、患者さん……病気かどうかも疑わしいのですから、患者さんという表現も使いたくないのですが、一般の方がとれる防御策が、ないわけでもありません。

私のクリニックで実践しているのは、断薬治療です。薬として体に入れる化学物質を段階的に減らし、最終的にはゼロにする。本書でもご紹介した量子力学に基づく「メタトロン」を併用して、身体が発する周波数から感情を読み取り、同時に病態と照合したりして、身体に残っている化学物質を測定していきます。

断薬は西洋医学だけでは無理です。食事指導、というよりも食育に加え、鍼治療や漢方薬による東洋医学治療も必要です。中でも分かりやすいのが、砂糖。うつの患者さんは本当に多いですけれども、多くは砂糖漬けの生活になってしまって、短鎖脂肪酸というものが減少しています。これが少なくなると、気分が暗く、憂うつになります。まさに「うつ状態」です。つまり私たちが日々食べるものは、その人の身体だけでなく精神状態にも影響を与え、疾患がある場合には、その病態まで左右するのです。

このことは、先ほどお話しした、私が理事長を務めた病院で実際に感じたことでした。入院している患者さんの中から、可能な人には退院していただく。もちろん訪問看護は続けますし、服薬指導もするのですが、退院した後の食事まではコントロールできません。それまでずっと病院食だった反動もあって、いろいろなものを口にします。パンやお菓子が用意してあったり、冷蔵庫には炭酸飲料が並んでいたり。そしてしばらくするとまた具合を悪くして、入院するはめになってしまいます。

つまり他の病気と同じように、精神疾患に対しても、食事の重要性を考える必要があるのです。それだけですべて良くなるとは言えませんし、これまで続けてきた薬の服用をいきなり断ち切ることはできません。ですが精神疾患が「医療側によって作られる」可能性がある反面、患者さん側には「食養生」という対抗手段があります。それは知っておいていただきたいと思います。

医療行政のおかしな点

断薬治療について、もう少し整理しながらご説明します。

まず「断薬」といっても、すべての投薬を打ち切るというわけではありません。特に長期にわたる服薬を続けていた場合、患者さんが依存状態になっている可能性もあります。

たとえば、最初は「なかなか寝つけない、眠れない」というところから始まります。疲れが溜まっている、不眠がちだ。すると心療内科や精神科では入眠剤を出してくれる。ところが良かったのは最初のうちだけで、だんだん薬が効かなくなり、もっと強い薬を……ということになる。薬を飲まないと眠れないから、もう薬が手放せない。

やがて「うつ気分」が出てきて抗うつ薬を処方されて、どんどんエスカレートしていく。怖くなって服薬をやめると、震えが出たりけいれんが止まらなくなったり。しまいには入院させられて保護室に隔離されて……というところまで行ってしまう。

たとえ依存性がないとされる薬であっても、長期にわたって飲み続けてきたものを突然やめれば、必ず何かしらの不具合、反動が起こります。患者さん自身が薬を断つことに対して不安を抱く場合もあります。ですから断薬はご本人の状態を見ながら、慎重に進めることが肝要です。

この段階で、漢方薬と鍼が大いに役立ちます。減薬・断薬に伴う心身の変調を穏やかに抑えるには欠かせない要素です。また場合によっては、マウスピースで下顎の位置を調節し、噛み合わせを整えるということも併用します。これが実に有用で、精神的な安定や落ち着きを取り戻すには効果的です。化学物質は一切使いません。メタトロンで心身の状態を測りつつ、これらの治療を組み合わせていくと、かなり高い確率で完全な断薬にまでたどり着けます。

ただひとつ困ったことには、この治療法は自由診療でないとできません。保険診療には項目がないからです。それにしても保険診療で薬漬けになったものを、回復させる段になって保険が利かないというのは、なんともおかしな話です。

もちろん「だから精神科に行くな」とか「薬は決して飲むな」というわけではありません。優れた精神科医はたくさんいますし、良い病院もたくさんあります。ですが精神医療についていえば、このような医療側の問題は、まだまだ根強く残っていると感じます。

認知症は予見できる

現代医学の認知症へのアプローチ

認知症。昔は「痴呆症」といわれていましたが、さすがにこの言い方は差別的だということで、「認知機能が低下する症状」というところから、この名称が一般化しました。痴呆症の時代には病気扱いではありますが、精神疾患と同様に「治る見込みはない」という前提でしたから、入院させて亡くなるまでそのまま……というケースが多く見られました。そのために日本の高齢者福祉や介護システムがなかなか構築されなかった、という面はあります。

さて、認知症という名称に変わったから、というわけでもないのでしょうけれども、その後は認知症の研究が進み、その原因や病態、治療についても、いろいろなことが分かってきています。そのあたりのあれこれを含めながら、お話ししていきましょう。

認知症には多くの種類があるのですが、おもなものを挙げれば三つです。まず、脳の神経組織に異常なたんぱく質が溜まり、脳の機能を損なうもの。これは「アルツハイマー型認知症」です。次に、脳梗塞やクモ膜下出血などにより、脳組織の一部が損傷して起こるもの。これは「血管性認知症」と呼ばれます。これらに加え、「レビー小体型認知症」があります。

これら三つのうち、やはりいちばん問題になるのはアルツハイマー型でしょうから、まずはそこからお話ししましょう。

アルツハイマー型認知症は、脳の組織の中に「アミロイドβ」というたんぱく質が異常に溜まり、そのために脳神経が変性していって、脳が萎縮してしまって起こるものです。この脳のアミロイドβを取り除く薬も登場していますが、それ以上に重要なのは「なぜ脳内にアミロイドβが溜まるのか」という点です。この問題に対しては各国で盛んに研究されているはずですが、未だに明確な解答は得られていません。

ただ、もう三十年ほど前のことになりますが、東北大学の渡辺先生という方が、歯周病と認知症、特にアルツハイマーとの関連について研究しておられました。その過程で先生がとられた論が、「アルツハイマーは脳の炎症だ」というものでした。

炎症というのは、さまざまな原因で起こります。感染によることもあれば、化学物質に触れることで起こることもあります。また自分自身の免疫作用によって炎症を起こすこともあります。では「脳が炎症を起こす」とは、どのような状況なのでしょうか？

そもそも脳は脳脊髄液に浸されている状態で、血液が直接流れ込むことはありません。しかし脳が活動を続けるには栄養が必要ですし、活動の結果生まれた老廃物の排出もしなくてはなりません。そのため、血管と脳の間に「血液脳脊髄液関門《けつえきのうせきずいえきかんもん》」という、まさに関所のようなものを作り、限られたものだけが出入りできるよう、規制しています。この仕組みがあるために、血液中に有害物質が入り込んでも、通常はそれらが脳に直接届かないようにしているのです。

しかし数十年生きて、身体の老化や免疫力の低下が進んでくると、この関所も弱体化していきます。本来なら通してはいけない細菌や化学物質が、関所を乗り越えて侵入するようになります。すると脳は侵入者への反応としてアミロイドβを産生し、防御しようとします。先生はこのように考察しました。

もしこれが正しければ、アミロイドβを投薬で取り除いたところで、同じことの繰り返しです。むしろ治療薬として脳に化学物質を与えることで、脳の炎症をさらに進めることにもなりかねません。炎症の原因である異物の侵入を抑えるのが先決です。脳に炎症を起こす細菌として、歯周病菌が挙げられます。つまりアルツハイマーを防ぐなら、まず歯周病を治しなさい、というわけです。

西洋医学は対症療法ですが、それにしても根本的な原因に対するアプローチがまるで弱い、と私は常々思っています。世界中で研究が進められた結果、「アミロイドβが原因だ」というところまでたどり着きながら、「では、アミロイドβをどうやって取り除こうか」という方向に向いてしまう。確かに原因物質を取り除く手法なり薬品なりを早期に開発できれば、多くの患者さんにとって福音となります。ですがそこから先は製薬会社が喜ぶばかりで、「なぜアミロイドβができるのか」という、根本原因への斬り込みがお粗末に思えて仕方ありません。

認知症の予兆とは

次にレビー小体型認知症についてお話しします。レビー小体とは、異常なたんぱく質が脳の神経細胞の中に溜まったものです。これが脳幹にできると、手が震えるパーキンソン症状が出ますし、大脳皮質にできると認知症状が表れます。どちらが先に出るかによって、パーキンソン病と診断されたり、認知症と診断されたり……というのが実際のところです。ですからどちらの診断を受けても、進行すれば両方の症状が出てくる、ということになります。

レビー小体型の場合は、本格的な認知症状が出るはるか前、早ければ発症の三十年ほど前から、予兆が表れます。まず初めに、寝言。寝言というのはたいていが、何を言っているのか分からないような、ムニャムニャとしたものですが、レビーの予兆としての寝言は、かなりはっきりと言葉に出ます。怒鳴るくらいの大声になることも多いです。近くにいる人が「起きているのか？」と思うほどです。便秘や臭覚の異常もこの病気の予兆ですが、こうした症状が出ているとなると、すでに発症初期といえるかもしれません。そこから先は、パーキンソン症状が出るか、認知症状が出るかで、二つに分かれます。

三つ目の血管性認知症は、単純に血管障害による組織損傷ですから、血管障害をいかに避けるか、ということに尽きます。

このように、認知症にはおもに三つの型がありますが、いずれも組織に病変が起こって発症するまでには、数十年の時間がかかります。脳にたんぱく質が蓄積するのも、一朝一夕で起こることではありませんし、血管性認知症も同様です。何十年にもわたる生活習慣によって血管が傷み、梗塞や出血を引き起こすのです。

「それでは、若い頃から認知症の心配をしなくてはならないのか？」と、ほとんどの人は思うでしょう。そんなこと、できるはずがないじゃないかと感じるかもしれません。ところが、それができるのです。本書でも何度かお話しした医療機器「メタトロン」を使うと、将来的に認知症のリスクがあるかどうか、ある程度推測することができます。

メタトロンは身体が発する波動を検知し、周波数を測定できる測定機器です。詳しい説明は省きますが、全身の各部から発せられる周波数を計測することで、心身の状態を読み取り、将来的な疾病の可能性の推測もできます。「アルツハイマーの周波数が出ている」とか、「これはレビー小体型認知症の周波数だ」などと、周波数から読み取れるのです。早い人では、二十代後半あたりで、すでに推測がついたりもします。

血管性認知症の場合は、認知症としてではなく、血管の退行性病変として周波数に表れます。そこから、将来的な血管の障害を読み取り、その先の可能性として、梗塞や出血、それによる血管性認知症を推測することになります。

つまり、認知症もその多くが未病段階で予測できるのです。アミロイドβが蓄積してから取り除くのではなく、そもそも蓄積しないように若い頃から対策することができます。どうも日本の医療は行政も臨床も「壊れたら直す、取り替える」という概念に取りつかれています。未病未病といいながら、実践が伴っていません。メタトロンを使えば、発症の数十年も前の段階で推測できますし、若い頃からの指導や啓蒙にもつながるのです。医療が個人に強く介入すべきはこういうところであって、必要以上に薬を出すことではないと思います。

構造的な問題が、患者さんを苦しめる

先ほどお話しした東北大学の渡辺先生の研究ですが、アルツハイマー型認知症の場合、高齢者の歯の残存数や歯周病の罹患者数に対して、明らかに関連が見られます。また歯が欠損した場所と、アルツハイマー型認知症で脳が損傷している部位との対応は、画像検査からも読み取れます。顎を動かして咀嚼《そしゃく》したり、呑み込んだりという行動は脳に刺激を与えたり、あるいは脳から指令を出しますから、すでに歯と脳の関連は、疑いようがないと思っています。

ですから歯周病を患って、それをろくろく治療もせず、口内の歯周病菌を数十年間も放置していたら、歯が抜ける程度では治まりません。弱い感染が継続して、やがて免疫力の低下とともに、脳の関所を乗り越えて脳内に達する危険が十分にあるのです。

ですから「認知症になりたくなければ、歯を磨け」ということになります。一見すると何の関連もなさそうな脳疾患と口腔衛生が、認知症というフィールドで見事につ

ながっているのです。

ところが、他の分野にもよく見られる「縦割り」の構造が、柔軟な行動を阻みます。

これは日本に限ったことではないのかもしれませんが、少なくとも日本の医学界というのは、見事なまでの縦割り社会です。各診療科の領域が完全に決められていて、そこから半歩たりとも外に出ようとはしません。医科は各診療科の領域のみ、歯科は歯科領域のみを担当し、それぞれの相関については手を出そうともしません。たまに高いエビデンスがあるにも拘わらず「内臓疾患の要因のひとつとして、歯周病の存在が考えられる」なんてことを発言すれば、変人扱いされかねないことすらあります。

脳外科と精神科に至っては、各種の精神疾患というフィールドを共有できる関係であるはずなのに、お互いに敵愾心《てきがいしん》ばかりが強く、何かと反目しています。私はすべての病院を見てきたわけではありませんが、たいていのところはそうです。小平市のNCNPのように、脳外科と精神科それぞれの立場から協力しながら、人の健康に貢献しよう……という姿勢であたっている医療機関は、全国的にはほぼ皆無なのです。

なぜこんな縦割り社会になってしまうのか。私自身の想像もありますが、簡単にいえば、彼らは縦割り社会が好きだからです。

縦割り社会は官僚的であり、権威的です。その構造の頂点に「いちばん偉い人」がいて、その下に「偉い順」にポストが作られ、人が並びます。しかしこの構造を横方向に連結してしまうと、たった一人しかいないはずの「いちばん偉い人」が、何人もできることになります。彼らはそれを我慢できません。自分が唯一の頂点でなくなるからです。

もうひとつ、研究費の問題もあるでしょう。複数の診療科が集まって治療にあたることを「集学的治療」といいますが、このスタイルで研究を行うと、研究費が付きにくいのです。どの診療科が主体で、何が効いているのか分かりにくい、というのがその理由であるようです。

認知症については脳と心が関わるものですから、本来なら脳外科と精神科との集学的治療が好ましいはずですが、この研究費の問題もあって、なかなかうまくいきません。まして、そこに歯科が加わったなら「何の研究なのですか?」などと言われかねないでしょう。こうした事情もあって、認知症医療はなかなか前進していきません。

さらに、縦割り社会の中にも分断があったりします。研究室に閉じこもる学者と、患者さんと直接向き合う現場のドクターとの間には、大きな温度差があります。もっともこれは、どちらが良い悪いという話ではありません。学者は状況を打破できる最善の方法を探ろうとしますし、現場のドクターはたとえベストではなくても、目の前の状況を今すぐ改善できる方法を求めます。

まさに現場と指揮所との衝突ですが、縦割り社会の弊害と同じく、割を食うのはいつも患者さんです。医学界……時に政治も関係しますが、この分野の構造的な問題が、患者さんを苦しめているのです。そこに思い至れば「こんなことをしている場合ではない」と、誰でも気付くと思うのですが。

母が子に与えられる、最善のプレゼント

それ以上の深掘りはしませんでしたが、レビー小体型認知症についてお話しした際、私は「予兆として臭覚異常が起こる」と申し上げました。実はこれに関連して、興味深い研究結果があります。

マウスの前歯を抜いて、前歯だけ噛み合わせができない状態にします。そして柔らかい餌を与えて飼育します。つまり前歯で物が噛めない状況を作りだします。この状況で半年くらいすると、臭覚が衰えて脳が萎縮し、手の震えに始まるパーキンソン症状が出てきます。つまり「噛めない、噛まない」という状況の連続が、パーキンソン症状を生み出す、というわけです。

マウスでの実験をそのまま人間に当てはめることはできません。しかし人間にも「開咬《かいこう》」といって、歯をしっかり噛みしめても、前歯が噛み合わさっていない、という不正咬合《こうごう》があります。

開咬の要因はいくつかありますが、ひとつには口呼吸。乳幼児期は過度の指しゃぶり。それと乳歯が生えそろっても、柔らかい物ばかりを食べるために、「噛む」という習慣が身につかず、歯が発育不良を起こす、ということもあります。ですからこの症状は三歳から五歳あたりに、すでに始まっていると考えて良いのです。これは子どもに対するお母さんの接し方も大きく影響していますが、だからといってお母さんを責める気持ちは、私にはありません。

母親からすれば、我が子は宝です。大切に、健やかに育ってほしいと願います。すべての母親がそうでしょう。子どもに良いことは、何でもしたいと思います。穏やかな寝顔を見れば安心しますし、何かおかしな点を見つければ、何事かと心配になります。ネットであれこれ調べて、情報を集めようともするでしょう。そして膨大な情報に一喜一憂し、しまいにはどうすればいいのか、途方に暮れてしまいます。これではお母さんは疲れるばかりです。

人にとって幼少期の環境、育ちというものは、その人の一生を左右するほどの影響力があります。まさに「三つ子の魂百まで」で、それだけに幼少期の教育は大事です。しかしその教育とは、知識だけで完結するものではありませんし、常にネットに正解が置いてあるわけでもありません。

ほんの数十年前であれば、子どもは親御さんだけでなく、おじいちゃん、おばあちゃん、さらにはご近所の人々の手で育てられたものです。若いお母さんには、そうした人々がアドバイスを与え、情報交換をして、経験による知恵を授けたりしていました。あれこれと細かな心配をするお母さんには「そんなに気に病むな、親はなくても子は育つ」などと言い放ち、安心させてくれたりもしました。

核家族化が進んだ現在では、こうした環境にあるお母さんは少数派でしょう。下手をすると、シングルマザーであることすらあります。お年寄りの多くが介護施設に入り、自宅からも近所からもいなくなれば、代々伝えられてきたさまざまな知恵は断絶してしまいます。お年寄りから、ご近所から、知恵をいただくことはできません。仕方なくお母さん方は、ネットで情報を探し、公園に集まり、育児のビギナーばかりが持ち寄った話から、結論を導いたりしています。

繰り返しますが、私には若いお母さん方を責める気持ちはありません。彼女たちは子どものために一所懸命です。ただひとつ、分かっていただきたいことは、失敗を恐れることはないということです。

あなたのお母さんもそのまたお母さんも、小さな失敗をいくつも重ねて、知恵を積み上げていきました。そうした経験知を得たいなら、あなたも失敗を重ねれば良いのです。楽できず、忙しく、時に怖い思いや痛い目を経験し、恥ずかしい思いもしながら、子どもを育てていくのです。親があれこれと小さな心配をして、先回りしなくても、子どもはたくましく育っていきます。

ですからまずは、お子さんにはしっかりした食事を作ってあげてください。教育の第一は食育です。大人と同じものを食べられるようになったら、柔らかいパンや甘いお菓子ではなく……もちろん、それも時には必要でしょうけれど、それ以上に大切な、丈夫な身体を作る食事を用意してください。外国語やプログラミングや歌やお絵かきがいくら上手でも、健康な体がなければ、何にもなりません。あなたの宝であるお子さんが、数十年先、中年から老年に達しても健康でいられるよう、今から食習慣と生活環境を整えてあげてください。それこそ、お母さんがお子さんに与えられる、最善のプレゼントだと思います。

食事以外の、ガン化の要因とは

低体温はガンの呼び水になる

ガンと食事の関連については、すでにお話ししてきた通りです。ですが食事以外にも、ガンに関わる要素はあります。そのひとつが体温です。

もともと日本人の平均体温は、三十七度くらいでした。それこそ縄文の昔から、おおよそ安定していたようです。

人間のような恒温《こうおん》動物は、常に体温が一定になるように調節しています。体温が大きく上下してしまうと、身体の機能に大きな影響が出て、時に命の危険にさらされることもあるためです。この機能は朝晩の体内時計の延長で、暑い夏と寒い冬を経験する中で身体が四季を認識し、一定の体温を保てる仕組みになっています。ですから夏場、外気温が高いのにエアコンが効き過ぎた涼しい部屋でずっと過ごしていると、体温調節がうまくいかず、低体温になってしまいます。

昨今の日本はどうも気候が極端で、特に夏の暑さは尋常ではありません。家の中にいても熱中症になるくらいですから、暑さ対策は不可欠です。とはいえ、室内の冷やし過ぎは明らかに害があります。今や夏の恒例行事となっているクールビズでも、エアコンの設定温度は二十八度を推奨しています。エアコンの効かせ過ぎは熱中症の心配はないものの、別のリスクの呼び水にもなりますから、くれぐれも用心してください。

夏は身体のあちこちに汗疹《あせも》ができ、冬は手の甲にしもやけができる。私が子どもの頃は、当たり前のことでした。それくらいの自然な生活が、ちょうど良いのかもしれません。

感情は内臓とつながっている

ストレスで胃が痛むというのは、ほとんどの人が経験済みのことでしょう。胃はストレスを受けると血流が悪くなり、細胞レベルで低酸素状態になります。その状態が長く続くと、やがて潰瘍になり、ガンになります。

とはいえ、ガンというのは唐突にできるものではありません。最初のガン化のきっかけから、検査にひっかかるレベルに発達するまでガンが育つのに、おおよそ十五年くらいかかります。ですから検査でガンが見つかったのであれば、この十五年間、どのような精神状態であったのかを問診で聞き出すことが必要です。

十五年という時間は、人間にとって決して短いものではありません。ですから思い出すだけでもなかなかたいへんです。それでも、結婚や離婚、子どもの誕生と成長、近しい人との離別、事業の成功や失敗など、大きなイベントはいくつもあったでしょうし、その時々でどのような感情に包まれていたのかは分かります。それを身体に当てはめていくと、何もかも辻褄が合うのです。本人が感じた感情そのままに、対応する身体の部位に異常が起こっているのです。

たとえば心臓は、道徳観や正義感、倫理観などの精神性、感情を持ちます。「道徳を司る神性が、心臓に宿っている」と言ったほうが、分かりやすいかもしれません。人間の臓器には、それぞれの性質、特性を持った神様が宿っていて、その神様を刺激することを考えたり、行ったりすると、その臓器に異常が表れる、というわけです。

このことは「胸が痛む」、「胸に手を当てて考える」などの言葉と符合します。道徳や倫理に反する行いをしようとする時……さすがに犯罪行為とは言いませんが、学校や会社をずる休みして遊びに行く、というような時は、誰でも心臓がドキドキします。これは東洋医学でいう「虚血」です。心臓に宿る神性に反することを行うことで、心臓の冠動脈が収縮して血流不良が起こるためです。

とはいえ、血液のポンプである心臓が血流不良を起こしたら、全身が危険な状態になってしまいます。そのため心臓だけは、血管が収縮したら脈拍を早めて、血流を保つ、という安全機能が備わっています。なので心臓にガンができることは、きわめてまれなのです。

胃は怒りです。怒りによって血流が悪くなり、キュッと直立するように萎縮します。場合によっては酸度の高い胃液が絞り出されて食道に逆流し、ムカムカします。腹が立つ、ムカつく、これはすべてその通りのことが、胃で起こっているというわけです。

小腸は恐怖や逃避です。過敏性腸症候群は、まさに象徴的な症状といえます。さまざまな理由で「学校や会社に行きたくない」と思ったとたんに、お腹が痛くなり、下痢が起こる。恐怖から逃げ出したいという感情が、実際の症状を引き起こします。また小腸は、本体が死亡した後でも、驚きや恐怖を感じると、ねじれるようにキュッと動いて反応します。これは私が若い頃、動物実験の最中に経験しました。すでに死亡し、解剖されている動物たちの小腸が、誰かがひっくり返した手術器具の大きな音に驚いて、一斉にキュッと動いたのです。驚きの周波数を、小腸が直接キャッチしたものでしょう。

悲しみの感情は肺に宿り、忍耐は肝臓に宿ります。

これらの感情が悪い方向に刺激されると、それに対応する臓器に異常が起こりやすくなります。

ところが、感情的なストレスを内臓がいくらキャッチしていても、それを脳が認識していないと、内臓の異常を感じ取ることができません。つまり、頭と内臓の連携がとれていない状態です。ここをつなげてやる、たとえて言えば、頭と内臓とをお互いに理解させ、すりあわせてやる。こうすると、頭で考えていることがスムーズに内臓にも反映されていきます。つまり「腑に落ちる」ということです。東洋医学は、こうした治療を行います。

このような治療を行う場合には、まずどの臓器に異常があるかを見きわめます。これは鍼を打つことで判別ができます。次に、その臓器の感情を鎮める鍼治療と同じ効果が出る漢方薬を処方し、並行して異常を引き起こす感情的な要因があるかを探っていきます。要因が分かれば、あとはその感情をひとつずつ鎮めていけば、それで終わりです。

男性性と女性性の違い

男性と女性とで、病気の表れ方に違いがある、ということについても少しお話ししておきます。

先ほど、さまざまな感情によって異常が起こる部位が異なる、という話をしました。これらの人の感情のうち「嫉妬」は、男女で表れる部位が違います。

まず男性は、前立腺に表れます。誰かに嫉妬する、誰かから嫉妬を受ける、ともに前立腺に異常を来します。ですから競争の激しい中で生きている人、しかもトップに近い位置にいる人に多いです。企業の社長、それも創業経営者です。またアーティスト系の人々にも多く見られます。地位や名声、権威、名誉。そうした要素が強く大きいほど、前立腺に異常が起こる可能性は高いと思います。逆に、社会的名声や地位に関わりの薄い人は強い嫉妬を受けることが少ないでしょうし、また本人に「あいつばっかりいい思いをしやがって」というような、周囲に対する嫉妬心がなければ、前立腺には症状が出てきません。

女性の場合はどうかというと、乳房に表れます。乳ガンを患う女性をメタトロンで計測すると、ほぼ間違いなく嫉妬の感情が強く見られます。ただここで興味深いのは、嫉妬の理由によって、左右どちらの乳房にガンができるかが決まるということです。

東洋医学では、身体の左側は男性性、右側は女性性とされています。そのため男性的な理由……たとえば順列や階級などによって異常が表れる場合は身体の左側、女性的なものの場合……たとえば男性への嫉妬などは右側に出る、というように考えます。ですから、どんな異常がどの部位に表れるかによって、その原因を探ることができるのです。

乳ガンについて考えるなら、左の乳房に出た場合には男性的な嫉妬……つまり競争から来る嫉妬心などが考えられます。女性経営者やアナウンサーなど、バリバリと仕事をこなす女性に多く起こる例です。また右の乳房にガンが出たなら、女性的な嫉妬心です。女性同士の美の競い合いなどがこれに当たるでしょう。

このように、感情によって異常の表れる部位が異なり、また男女の性差によっても、表れる場所が違うというのが、東洋医学に独特の考え方なのです。

嫉妬を尊敬に変えてきた日本人

どうも話が本筋から逸《そ》れていくようですが、嫉妬という言葉が出た機会に、「嫉妬と尊敬」についてもお話ししておきます。

嫉妬と尊敬、この二つは紙一重の関係にあります。いずれも相手の力量や資質を認め、自分よりも高みにいることを自覚している点では同じです。ただ嫉妬の場合、相手の美点や優秀さを認めた上で、その位置に達することができずにいる自分自身を卑下する感情が生まれます。それが劣等感となり、相手に対する敵意につながります。一方の尊敬は、相手と自分を比べるよりも、ただ相手に対する称賛が大きく、憧れへとつながっていきます。

何につけても、優れた人物は嫉妬を受けやすいものですが、それを自覚できる人は多くいません。たとえ自覚できたとしても、良い気持ちにはならないでしょう。中には「周囲から嫉妬されるほど、俺は優れているのだ」と、かえって優越感に浸れるタイプの人もいますが、これは裏返された嫉妬心です。

また優れた資質を備えていても、嫉妬ではなく尊敬を集める人というのは、日頃の振る舞いが違います。自分が優れている、秀でていることを鼻にかけない態度ということも挙げられますが、それ以上に自分の優位性を自分のためだけに使わず、他者のため、世の中のために進んで役立てられることです。自分一人の利益を考えず、広く世の中の利益に目を向け、そこに自分の資産なり労力なりを投下できる人です。

日本人は、こうしたことを行いやすい民族です。やはり気候風土の面で、自分一人では生きていけない、平穏な生活のためには周囲と協力しなくてはいけない……ということが、骨身に沁みているためでしょう。そもそも天皇家にしてからが、ヨーロッパ各国のような豪奢《ごうしゃ》な宮殿やぜいたくなドレスなどとは無縁です。上等ではありつつも質素で、慎ましやかです。毎日の食事はメニューが公開されているわけではありませんが、一汁三菜を基本としたごく普通の食事といわれます。仁徳天皇の「民のかまど」の話はあまりにも有名ですが、国の最高権威である天皇がこうした暮らしをしていたのですから、国民もそれにならい、質素な食事、慎ましやかな生活を良しとする習慣が身についたのでしょう。その結果、豊かな精神性と丈夫な身体を手に入れることができたのだと思います。

ＩＨＩ、東芝と名だたる大企業のトップに続いて、経団連会長を務めた土光敏夫《どこうとしお》氏は、その任を離れた後、中曽根康弘《なかそねやすひろ》氏に請われて臨調会長に就任し、数々の改革を実行しました。そうした豪腕を振るう一方で、彼は日頃から倹約に努めて粗食を旨とし、メザシと玄米を常食していたことから「メザシの土光さん」と呼ばれました。この食生活が、土光さんの力の源泉であったことは容易に想像できます。

切れやすい人々

感情と身体との関わりに加えて、食事と感情のつながりについても、お話ししてきます。これは病気とも関連することで、これら三つは輪のようにそれぞれがリンクしています。食事によって感情の波がうねり、その蓄積が身体に作用する、というつながりをイメージすると分かりやすいと思います。

さて、私のクリニックにはさまざまな方が来院されますが、しばしば見られるのが「切れやすい人」です。ここ数年はかなり少なくなりましたが、五年ほど前は、おおよそ十人に一人くらいの割合で、こうした方が来院されたものです。

子宮頸ガンを患った奥様で、私が診たところでは、食べ物……おもにチョコレートの過食と、ご主人との感情的なしこりが要因でした。外科的には、子宮全摘したほうが良いという判断だったそうですが、ご本人はまだ若く、これから子どもも生みたいからと、部分切除を選択しました。その代わり、食事と感情のコントロールについて教えてほしいからと、手術の後で私のところに通うようになりました。

ご本人は私の指導をよく守り、食養生に励んでいたようなのですが、そのやり方にご主人が賛成していないというのです。いくら説明しても聞く耳を持たないので、先生から話してほしい……と、彼女はある日、ご主人を連れて来院されました。

そのご主人というのが、とても切れやすい方だったのです。おそらく私の言うことを奥様から聞き、眉唾ものだと決めつけてもいたのでしょう。奥様と一緒にメタトロンの測定を受け、私がひと通りの説明をするところまでは静かだったのですが、チョコレートは避けてくださいとお話ししたところで、いきなり怒りだしたのです。

「この野郎、俺に指図するのか。俺は男だし、子宮ガンになんざならないんだ。食いたいものを食う！」と、えらい剣幕です。どうやら奥様のチョコレートの過食は、ご主人の習慣に引きずられてのことだったようです。結局、彼はさんざん悪態をついて、机を蹴飛ばして出ていってしまいました。

ご主人のメタトロンの検査結果では、間質性肺炎の疑いが見られました。悲しみの臓器である肺が、傷んでいるのです。恐らく彼は、自分の妻の聡明さや、自分に向けられた愛情を、十分に知っているのでしょう。しかし妻の言うことが理解できない自分への苛立ちから疎外感を感じ、彼女の愛情を素直に受け止められずにいたのかもしれません。それが悲しみとなって肺を侵すのです。こういう例は、本当にいくらでもあります。

食事と身体、感情は、ひとつにつながった輪であり、三角形のそれぞれの頂点であり、また「三つ巴《みつどもえ》」のようでもあります。それぞれがそれぞれの影響を受け、影響を与え、すべてが平穏であってこそ安定します。どれかひとつに異常が起これば、それが他の二つに波及します。三位一体《さんみいったい》のものであって、すべてが健康であるか、すべてが不健康であるか、結果は二つにひとつです。ですから常に、これら三つの要素に異常がないかを顧みることです。食生活に偏りはないか。感情に不自然な起伏がないか。身体の具合は万全か。どこかひとつでも不具合があれば、他の二つにその要因があると見て間違いありません。常日頃からこうしたことを心がけておけば、心身ともに健やかで、平穏無事な日々を過ごすことができるはずです。

ストレスとガンと免疫システム

いろいろなところでお話しするのですが、現代の西洋医学は「壊れた身体を治す」という概念が基本にあります。西洋医学の世界には「死は医療の敗北」ということわざがあります。それは確かに重要なことですが、壊れた身体をどう治すかをあれこれ検討するよりも、「なぜ壊れたのか」を明確にすることが大切なはず。そこが、現代の西洋医学が忘れているところですし、「なぜ壊れたのか」を明確にするのが東洋医学なのです。

ストレスを受けて、あるいは遺伝子が損傷して、細胞がガン化し、病巣ができた。これが西洋医学の言う「なぜ」の部分です。ですが、ストレスの解消や遺伝子の修復がなぜできなかったのか、細胞のガン化を止められなかったのはなぜか、ガン細胞が病巣を形成するまで放置されたのはどうしてか。こうした部分の考察はまったくありません。ちょっと考えれば、免疫力の低下というところにつながるはずです。

根本的な原因への考察が足りないと、近視眼的な対処しかできなくなります。乳ガンを切除した。舌ガンも切った。それで治るならまだ良いのですが、全身に散らばったガン細胞に、どうやって対抗しようというのでしょうか。これはもう、東洋医学の発想と力を使わないことには、対抗不能だろうと思います。

不安な感情がガンを生み、育てる

このように、ガンというのは心の状態、感情が大きく影響しています。そして感情をうまくコントロールできるかどうかは、家族のあり方が関係してきます。これは東洋医学に特徴的な考え方で、そのために西洋医学のドクターには、なかなか理解していただけません。

ひとくちに病気といっても、その重度にはかなりの幅があります。そしてその重度によって、本人だけでなく周囲の人々にも、感情の動きというものが発生します。

たとえば、食べ慣れないものを食べてお腹を壊したというのであれば、あまり心配はないでしょう。下痢や腹痛に苦しめられたとしても、ほんの一時のことです。雨に打たれて身体を冷やし、風邪をひいたという場合も、たいした心配はいりません。温かくしてしっかり休めば、すぐに元気を取り戻します。これらの場合は、本人にも周りの家族にも、さしたる感情の動きは起こりません。

ですが家族にガンが見つかった、となればどうでしょうか。これは家族に大きなショックを与えるはずです。進行状態によっては命に関わりますし、治療にはお金もかかります。一家の大黒柱がガンに倒れてしまったら、収入の心配もしなくてはなりません。周囲の人々の感情が、大きく動くわけです。

そのショックは、さらに大きなグループにも波及します。ガンになったのがサラリーマンであれば、勤務先の人々にショックを与えますし、一人の働き手が療養のために欠けるとなれば、人員配置を再構築しなくてはなりません。病気になった本人だけでなく、その周辺にも影響は広がっていくのです。

現代であれば、会社の中で誰か一人が欠けたとしても、その穴埋めは容易かもしれません。また家族という小さな単位でも、本人の身体は心配ですが、各種の保険を用意しておくことで、経済的なリスクを最小限に抑えることはできます。

ですが、こうした備えがない昔には、病気になるということは自分一人の問題にとどまらず、家族や集落の人々に対しても、大きな負担を強いるものでした。ことに農村では、収穫期の作業や用水路の保守など、村民総出で行わねばならない仕事が数多くあります。働き盛りの壮年男女だけでなく、それこそ子どもからお年寄りまで、それぞれができる仕事をやる、という役割分担ができあがっていました。そんなところで自分だけが動けない、という状況は、許されないとは言わないまでも、好ましからざるものであったのは間違いありません。

そして病気が本人と周囲の人々に感情の波を引き起こすのと同じように、病気そのものもまた、感情の波によって、生まれるものなのです。

もしそのような状況になったら……という不安がストレスになり、病気を生み、それを育てる。ガンの発生と拡大には、そうした精神的な不安要素が影響しているのです。

平和に生きれば、病気は避けていく

ストレスや不安な状況が病気を生むなら、それを避けるには感情をコントロールし、不安やストレスを排除することです。ひとつのグループや集落の中で誰かに対して排他的な感情を抱いてしまうと、それがストレスにもなってきますし、内臓を傷める形で表れてもきます。ですから食事を整えることを原点にして、さらに周囲との協調をとっていくことです。そうすれば、感情も内臓もコントロールが可能です。

身内や仲間内で責め合ったりいがみ合ったりしたところで、良いことはありません。昔の農村であれば、共同作業ができなくなってしまいますから、作業効率は上がらず、収穫量はなかなか高まらなくなります。逆に全体が調和し、近所づきあいがうまくいっていると、収穫量が上がり、集落全体が豊かになります。

ガンの患者さんは……もちろん全部が全部ではありませんし、そこに程度の差はあるのですが、多かれ少なかれ、こうした攻撃的な感情をストレスとして抱えています。

しかもたいていはお金がらみ、損得がらみです。

親が亡くなった後、兄弟間で相続の話がつかない。兄弟間で取り合い、責め合いが始まっている。あるいは、私の今の妻と前妻がかくかくしかじかで、泥沼になっている。隣家との境界線についてずっと揉めており、隣同士なのに挨拶もしない。

表面上はいい顔をしていても、裏に回って陰口ばかり、という人も多いものです。食事時の夫婦の会話では、誰かへの愚痴や文句しか出てこない。「だから、あいつはダメなんだよ」とか「俺はやめろって言ったのにさ」とか。本当にこういったケースは多く見られます。公正な批評や批判であれば良いのですが、これらは自分を勝手に高みに置いて、理不尽に人を傷つける言動にほかなりません。

こんなことばかりしていたら、ガンになるのも当然です。他の誰かを責め、貶《おと》め、傷つけるその言葉が、自分自身の身体を傷つけていることに、彼らはまったく気づいていないのです。

身内も、周囲の人々とも平和に過ごし、ちゃんとした食生活を送っていれば（ここが重要です！）、たいていの病気は避けて通ります。家族のあり方、家庭のありようこそが、食事と並んで人の健康のために重要なのだということを、知っている人は本当に少数です。

効果的なダイエット法を次々と試してみたり、ガンに効くヒーリング音楽を血眼で探したり、やたらとお金のかかる先進医療を見比べたりするのは、しょせん小手先のことです。まず自分自身の心を安らかに平和に保つ努力をし、次に家庭内を平穏無事にし、周囲の人々との関係を良好に保つ。これは「自分を押し殺して周囲に合わせろ」ということではありません。そんな無理や背伸びをしなくても、自然と平和に過ごせるような精神状態に整えていく、ということです。

自分のためにすることが、周囲のためにもなっている。同時に、周囲のために行うことが、結果的に自分のためにもなっている。それを行動規範とすれば、自分も周囲も、お互いの関係性も、より平和なものへと変わっていくと思います。そのためには、やはり食が重要なのです。

メディアと健康

メディアに踊らされる怖さ

少々過激に思われるかもしれませんが、結論から申し上げれば「テレビを見るな」に尽きます。次々に垂れ流される情報に翻弄され、本質を見失うリスクがあるからです。テレビを見るなら、まず緊急時の災害情報。地震、台風、大雨と洪水。あとは天気予報でしょうか。昔は「天気予報と宝くじ」などと揶揄《やゆ》されたこともありましたが、今の天気予報は高性能な気象衛星と精密な予報技術のおかげで、かなり正確になっています。これらの情報を得られれば良く、それ以上の情報をテレビに求めるのはおすすめしません。雑多な情報が多すぎる上に、ひとつひとつの情報の信憑性、信頼性、確実性というものが、どこまで担保されているのかも曖昧だからです。

中国では種々の情報が広範囲に統制されており、そのために情報の自由な検索取得ができないそうです。それに困り果てて、日本に移住した方が「日本は真偽も分からない情報が多すぎて、取捨選択に苦労する」と漏らしたそうです。確かにそれは、現在の日本の姿を的確に言い表しているかもしれません。視聴者の興味を惹けて、当座の視聴率さえ稼げれば、スポンサーに言い訳が立つ。情報が真実かどうかは分からなくていい、それは視聴者が判断すればいいことだ。情報発信側のそんな姿勢が、透けて見えるのです。

だからテレビは手を替え品を替え、次々と美味しい話を画面に映し出していきます。たとえば、ダイエット。痩せたい、体型を整えたいというニーズは、年齢や性別に関わらず、数多く存在します。つまりは「美味しい狩り場」なのです。ですから、世間の耳目を惹きそうなものが、次々に電波に乗せられます。

炭水化物抜きダイエット、断糖高脂質ダイエット、りんごダイエット、週末断食、酵素食……。目新しい痩身メソッドが登場するたびに、これこそ本物だ、これまでのやり方は間違いだった、今度こそ絶対だ……とばかりに飛びつく人々の反応には、ヒステリックな病的さをも感じます。そのあげく「どれが良いのか分からない」と途方に暮れる。「いったい、何をしたいんだ」と少々呆れる反面、メディアに踊らされることの怖さというものを、あらためて感じたりもします。

食事によって健康的な身体を保ちたいのであれば、糖質を摂らないとか、オリーブ油をたくさん摂るとか、そんな偏った方法に頼る必要はありません。食のバランスを無視したそれらの方法は、リスキーですらあります。それよりも、まず基本に立ち返ることです。古来、私たち日本人の祖先が実践してきた、伝統的な日本食を摂るようにすれば良いのです。

健康を求めるなら、まず原点に立ち返ること

本書でも何度かお話しししていることですが、日本人は縄文の時代から、食生活は「採取」に頼っていました。木の実や果実、草、自生している穀類、あるいは海辺に出て、貝や海藻を採ってきて食べる。貝塚遺跡を調査すると、魚や猪肉なども時には食べていたようですが、基本的には「近くで拾ってきたものを食べる」という生活です。狩猟生活すら必要なかったのです。組織的な農作や漁労をするようになったのは、もっと時代が下ってからで、それまでは実に平和に、その地域で採れるものを食べていました。西洋のような狩猟生活とはまったく無縁でした。

また、水にも恵まれていました。狭いけれども山が多く、川も多い。標高差があるために川の流れが速く、水が淀まない。山のふもとにはきれいに濾過《ろか》された湧き水がふんだんにあるし、地面を掘り起こせばすぐに井戸から地下水が採れる。水がきれいだから、山菜でも川魚でも、新鮮なものがいくらでも手に入る。

中華料理は油をたっぷり使いますけれども、あれはきれいな水に恵まれた場所が、限られていたためでしょう。だからしっかり煮込むか、油で熱を通すかしなければ、口にできなかったのです。魚介類を生食する日本の食文化は、世界的には奇異に見られるかもしれませんが、生食できる魚介が育つ環境に、古来、私たちは住んでいたのです。実際に縄文人が油を搾っていたという形跡はありません。そんなことをしなくても、穀類や木の実、新鮮な魚などの食材から良質な油は直接自然に摂れます。たんぱく質、食物繊維、各種ミネラル。それら身体に必要な栄養素を、日々の食事でちゃんと得られていました。これが日本の食事の原点で、私たちの身体はこうした食生活によって健康が保てるように、できているのです。

現代の食生活でも同様です。伝統的な日本食が、われわれ日本人にはいちばん理に適《かな》っています。詳しくは割愛しますが、たとえば味噌汁ひとつとっても、非常に優秀なメニューです。大豆たんぱくは発酵を経て消化吸収しやすくなっていますし、そもそも味噌そのものに、必須アミノ酸とビタミン、ミネラルが実に豊富に含まれています。きちんと出汁《だし》をとれば、煮干しや削り節からカルシウムなどの豊富なミネラルが摂れます。さらに具材を工夫すれば完璧です。これに玄米や麦飯を組み合わせておかずを添えれば、まさに理想的な食事です。必要なものをしっかり摂り、余計なものは食べない。これが食の原点であるはずです。

ですから健康でありたい、不健康な体型をなんとかしたいと考えるなら、目新しい「何とかダイエット」に飛びつく前に、まず健康の基盤である食習慣を原点に戻すことが第一なのです。

原点を知り、自分自身で考えてみる

現在のメディアは、すべてではありませんが、目新しさばかりを追いかけているように思います。新たな価値の提供であったり、最新情報の発信であったりと、それもまたメディアとして意義のあることだということは理解しています。しかしその反面、ものごとの本質が置き去りにされる危険もはらんでいることに、視聴者側は気づいていないケースが多いのではないでしょうか。発信するメディア側も、それは同じかもしれません。

特に私が常々重視している、食に関する情報となると、気づいていないどころか、初めから無視しているようにも感じます。

事の本質や原点というものを知っている人ならば、新たな情報に触れる手段としてメディアに接するのは良いと思います。しかし答を探そうとしてメディアに触れる人は、逆にメディアに振り回される結果になりかねません。「〇〇療法」や「〇〇健康法」はあくまでも応用、バリエーションです。その原点にはバランスのとれた伝統的な生活、食事があります。その原点がすっぽりと抜け落ちた状態では、何を言っても嘘になってしまいます。そして極端な糖質制限や過剰な脂質摂取をして、具合を悪くし、ドクターに相談する。そうした方が、私のクリニックにも多く来院されます。

まずは、原点に戻ることです。

テレビや新聞が強い権威を持ち、絶対的な信頼を集めた時代は確かにありました。ほとんどの人々は、その信頼に盲目的でした。そうした層は、今も存在します。「だって、テレビでそう言ってたよ」という誰かの言葉を、多くの人が耳にしたことがあるはずです。

ですが、今は違います。テレビも新聞も、時に間違いをしでかしますし、事実のいくつかを伏せて報道しますし、タイトルや見出しでミスリードを誘い、時に明らかな嘘もつきます。ですから単一のメディアに頼らず、各方面から情報をとり、自分で考えてみることです。「誰かが言ってたから」「これが流行なんだって」などという、浮き草のような無責任な情報に何の疑いもなく飛びついてしまうのは、誤りのもとです。いや、他のことであれば構わないと思うのですが、こと食に関することであれば、自分自身の健康に関わります。メディアの情報に右往左往するだけでは、自分の健康さえも左右されかねません。そこは、くれぐれも慎重でいていただきたいと思うのです。

吉野 敏明（よしの・としあき）

神奈川県横浜市生まれ、岡山大学歯学部卒業。

2023年大阪府知事選に参政党より立候補。

銀座エルディアクリニック院長、医療問題アナリスト、鍼灸漢方医の家系11代目、元一般病院理事長、歯周病専門医、作家、言論人。現代西洋医学では治療が困難な患者さんを治すことを使命に、日々の臨床に挑む。

著書に『ガンになりたくなければコンビニ食をやめろ！』（小社刊）、共著に『維新政治の闇』『ガンになった原口一博が気付いたこと』（小社刊）など。

国を癒す医師

令和6年9月18日　初版発行

著　者　吉野敏明
発行人　蟹江幹彦
発行所　株式会社　青林堂
〒150-0002　東京都渋谷区渋谷3-7-6
電話　03-5468-7769
編集協力　植野徳生
装　幀　（有）アニー
印刷所　中央精版印刷株式会社

ISBN 978-4-7926-0772-2